NATALIE PELLERIN

REBOOST

REDEVENEZ MAÎTRE
DE VOTRE SANTÉ EN 21 JOURS !

Retrouvez toutes nos nouveautés et actualités sur www.laplage.fr
Écrivez-nous :
• Pour toute demande ou réclamation : info@laplage.fr
• Pour envoyer vos manuscrits : edition@laplage.fr

58, rue Jean Bleuzen – 92178 Vanves cedex
Dépôt légal : novembre 2021
NUART : 1535591
ISBN : 978-2-84221-858-4

Direction éditoriale : Céline Le Lamer
Suivi éditorial : Wendy Gobin
Conception graphique de la couverture : Nicolas Gallois
Conception graphique de l'intérieur et mise en page : SKGD-Création
Relecture : Camille Dejardin
Fabrication : Cécile Alexandre-Tabouy
Responsable marketing et communication : Charlotte Couture (ccouture@laplage.fr)
Responsable partenariats : Dana Lichiardopol (dlichiardopol@hachette-livre.fr)

Toutes les photos sont de © Shutterstock – p. 28, 44 : Foxys Forest Manufacture, p. 43, 82 : Kiian Oksana, p. 47 : Risen20019, p. 70 : DmitryStock, p. 85 : Irina Kizimenko, p. 86 : Cala Maffia, p. 93 : fizkes, p. 103: Maha Heang 245789, p. 117 : MasterQ, p. 123 : Delphine Remy, p. 135: Lenakov, p. 137 : Kabachki.photo, p. 144 : brizmaker, p. 157 : etonastenka

Imprimé en France sur du papier certifié sans chlore issu de forêts gérées durablement, avec des encres végétales sur les presses de Pollina, un imprimeur reconnu pour ses pratiques respectueuses de l'environnement.

PAPIER À BASE DE FIBRES CERTIFIÉES

La Plage s'engage pour l'environnement en réduisant l'empreinte carbone de ses livres. Celle de cet exemplaire est de : 1,508 kg éq. CO_2

NATALIE PELLERIN

REBOOST

REDEVENEZ MAÎTRE DE VOTRE SANTÉ EN 21 JOURS !

ALIMENTATION • INTROSPECTION • RECETTES
EXERCICES • PRATIQUES ÉNERGÉTIQUES

éditions La plage

L'AUTRICE

NATALIE PELLERIN ND est naturopathe, coach santé, enseignante de yoga et de méditation.

Quoique ayant développé un intérêt marqué pour la santé, l'alimentation et le bien-être dès son jeune âge, c'est lorsque ses propres problèmes de santé se sont retrouvés sans réponse que ses recherches ont réellement pris leur élan. Elle se plonge alors dans l'étude des médecines naturelles et orientales afin d'acquérir les outils et les connaissances qui lui permettront de comprendre ses maux et de les traiter efficacement. Son plus grand désir alors est celui de reprendre le contrôle de sa santé, de son bien-être global et de son être.

Cette quête lui a ouvert de nouveaux horizons, une nouvelle façon de vivre et de voir la vie. Elle lui apporta de nouveaux outils et connaissances, qui la guidèrent vers une meilleure connaissance d'elle-même. Ainsi, elle a pu se mettre à l'écoute de son intuition et se montrer enfin attentive aux messages envoyés par son corps et son esprit.

Par l'utilisation de la naturopathie, l'alimentation, les plantes, l'ayurvéda et d'autres enseignements issus des traditions ancestrales orientales, Natalie Pellerin cherche aujourd'hui à accompagner et à soutenir chacun dans l'exploration de toutes les dimensions de son être, sur les plans physique, émotionnel, mental et spirituel, tout en proposant une prise en charge globale de celui-ci.

Grâce à la naturopathie, elle identifie les causes sous-jacentes de la maladie avant de stimuler le pouvoir d'auto-guérison inhérent à l'organisme afin de traiter les maux à leur source. Elle se concentre sur la cause de ces symptômes plutôt que sur les symptômes eux-mêmes afin de l'éradiquer totalement pour retrouver à terme énergie et vitalité. C'est alors que la magie opère, c'est-à-dire que l'on devient maître de sa santé, de son énergie, de sa vie et que tout devient possible. Les rêves refont surface et l'on trouve enfin l'énergie nécessaire pour les accomplir. De nouvelles priorités remplacent les anciennes et un nouveau monde, une nouvelle réalité s'offre à nous.

C'est à travers des rencontres individuelles, des ateliers, des programmes de coaching en lien avec la santé et le bien-être qu'elle transmet son savoir et partage les outils nécessaires à une santé idéale du corps, de l'esprit et de l'âme.

Convaincue que la guérison et une santé optimale passent aussi par l'accompagnement et l'éducation, elle crée, en 2017, *unmondeorganique.com*, plate-forme en ligne consacrée au bien-être, où elle partage le fruit de son expérience et ses nouvelles connaissances, ainsi que tout le nécessaire pour cheminer vers une parfaite santé.

AVERTISSEMENT

Ce défi vingt-et-un jours spécial « régénération et vitalité » a pour but d'informer et de transmettre de nouvelles habitudes de vie et alimentaire saines. Il ne saurait se substituer à des conseils médicaux. Un Monde Organique, Natalie Pellerin et l'éditeur se déchargent de toute responsabilité, de toute conséquence autre que celles escomptées, en observance des conseils indiqués dans cet ouvrage.

Si vous avez des problèmes de santé, consultez votre professionnel de santé habituel et suivez ses conseils.

AVANT-PROPOS

Vingt-et-un jours pour devenir maître de sa santé, retrouver sa vitalité et créer de nouvelles habitudes de vie : c'est ce que propose ce livre qui vous accompagnera pas à pas dans cette heureuse quête.

Ce programme de coaching santé et vitalité est un voyage vers une plus grande clarté d'esprit et une santé rayonnante.

Il est conçu pour soutenir la capacité naturelle du corps à se guérir lui-même et pour revitaliser le corps et l'esprit.

Je vous propose à travers cette cure de vous réconcilier avec vous-même, avec votre corps, afin de lui donner un peu de répit, le temps d'éliminer ce qui provoque en vous certains symptômes et inconforts. Grâce à l'alimentation vivante thérapeutique, à base d'aliments de préférence biologiques n'ayant subi aucune transformation et à forte teneur en nutriments (et en écartant ceux du règne animal), découvrez comment mieux vous nourrir au quotidien, adopter de nouvelles habitudes de vie et nettoyer votre système digestif dans son intégralité.

Il s'agit ici d'intégrer petit à petit des notions et des conseils relatifs à la santé globale, chaque semaine, en se fixant des objectifs réalisables liés à l'alimentation et à l'adoption de nouvelles habitudes de vie en vue d'atteindre un objectif global. Il faut compter un minimum de vingt-et-un jours pour créer de nouvelles habitudes.

À travers ce défi de vingt-et-un jours, je vous invite donc à reprendre le pouvoir sur votre santé et à adopter un mode de vie équilibré et sain !

« QUE TON ALIMENT SOIT TON SEUL MÉDICAMENT. »

Hippocrate, père de la médecine

SOMMAIRE

INTRODUCTION

Bienvenue dans ce défi vingt-et-un jours régénération et vitalité !

Cette cure de régénération et de rajeunissement a été conçue pour vous redonner santé et vigueur. C'est par l'introduction de nouvelles habitudes de vie, ainsi que par l'adoption d'une cure alimentaire à base de végétaux et de superaliments visant à nettoyer le corps (aussi bien physique que mental) que vous apporterez à celui-ci tous les nutriments dont il a besoin pour vibrer d'énergie, de vitalité et de clarté.

C'est avec plaisir et dévouement que nous mènerons ensemble cette merveilleuse aventure de bienveillance pour votre corps physique, temple de votre esprit et de votre âme.

Santé et énergie sont présentes en chacun de nous ; il s'agit seulement ici de leur offrir le meilleur environnement possible afin de les laisser émerger. C'est en offrant un certain répit à notre système digestif ainsi qu'à nos organes éliminatoires que la magie opérera. La cure présentée dans ce livre est conçue pour effectuer un nettoyage interne en profondeur, tout en nourrissant chacune des cellules du corps.

La cure et les recettes sont végétariennes ; des options végétaliennes sont toutefois proposées. Les œufs et le miel peuvent être remplacés par tout autre aliment d'origine végétale.

Êtes-vous prêts et prêtes à déborder de vitalité ? Alors, allons-y !

Comment utiliser ce livre ?

Voici quelques instructions qui faciliteront votre navigation au gré des pages de ce livre et qui vous permettront de trouver vos repères à travers ce programme, ainsi que des conseils pour tirer le meilleur parti de votre cheminement.

1. Chaque chapitre correspond à une semaine du programme. On trouvera donc trois chapitres de cure, et un dernier chapitre destiné à la consolidation des acquis. Dans chacun de ces chapitres, vous retrouverez l'information importante et nécessaire de la semaine à venir.
2. À chaque fin de chapitre se trouve un guide pratique qui servira de journal de bord pour vos réflexions personnelles et exercices à faire à chaque semaine. Vous y retrouverez aussi : des menus, des recettes, des pratiques énergétiques ainsi que votre défi et les objectifs pour chaque semaine du programme.
3. Je vous invite également à consulter les pages Facebook et Instagram de « Un Monde Organique » ainsi que le site Internet *unmondeorganique.com* pour obtenir plus d'informations sur la santé et le bien-être au quotidien.

Il est important d'adapter notre alimentation au gré des saisons afin d'en obtenir un maximum d'énergie et de vitalité. Vous pouvez vous référer à l'annexe page 165 dans laquelle sont présentés les fruits et légumes disponibles au fil des mois, et favoriser les recettes de repas chauds au cours de l'automne et de l'hiver, ou des recettes de salades et de soupes froides pour les mois les plus chauds.

LÉGENDES

RECETTES :
à chaque phase ses recettes.

EXERCICES :
réflexion et introspection. Ces sections vous invitent à prendre le temps de constater, puis de rédiger dans votre journal de bord les changements qui s'opèrent en vous.

PRATIQUES :
respirations (*prānāyāma*) et méditations.

Le programme santé et vitalité

Je suis enchantée et heureuse que vous ayez choisi de vous engager dans cette cure de jouvence. Comme nous le savons tous, si nous ne prenons pas notre santé et vitalité en mains, personne ne le fera à notre place. Félicitations ! Vous avez pris la décision de prendre soin de vous, et ce livre a été créé pour vous soutenir dans cette démarche, tout au long des prochaines semaines.

Au cours de ce programme, vous apprendrez à adopter un mode de vie plus sain, pour votre plus grand bonheur ! Vous découvrirez la joie et le bien-être que procure un engagement vers la pleine santé dans ce défi conçu pour détoxifier votre corps et revitaliser votre esprit. Vous apprendrez aussi à vous alimenter de façon plus nutritive et moins nocive.

Mon plus grand souhait est de vous transmettre les principes et pratiques holistiques d'une pleine santé afin que vous puissiez intégrer de nouveaux acquis dans votre mode vie.

Ce défi santé et vitalité est un voyage de vingt-et-un jours vers une plus grande clarté d'esprit et une santé rayonnante. Il se présente comme une cure conçue pour soutenir la capacité naturelle du corps à se guérir lui-même et pour revitaliser à la fois le mental (l'esprit), le corps et l'esprit (l'âme) en se concentrant sur le nettoyage et la désintoxication par l'alimentation et l'adoption de nouvelles habitudes de vie.

Cette cure vous aidera notamment à en tirer les bienfaits suivants :

- détoxifier l'organisme ;
- réduire, voire éliminer les fringales et compulsions alimentaires ;
- activer la capacité naturelle du corps à être en bonne santé ;
- réfléchir sur votre relation avec la nourriture ;
- retrouver énergie, vitalité et clarté d'esprit ;
- perdre du poids ;
- renforcer le système immunitaire ;
- illuminer la peau ;
- réduire les cernes, améliorer l'aspect des cheveux et des ongles ;
- améliorer la digestion et l'élimination ;
- améliorer l'humeur ;
- calmer le système nerveux ;
- améliorer le sommeil ;
- favoriser un sentiment de légèreté et de flexibilité.

Pourquoi se nettoyer ?

Qui change son corps, change sa conscience. Qui change sa conscience, change le monde. Sachant qu'un corps vibrant d'énergie abrite une pensée claire et saine, des actions plus justes et plus efficaces seront menées par un être en parfaite santé.

Ainsi l'inspiration, la volonté et la motivation propulseront (ou soutiendront) vos actions quotidiennes et c'est ainsi que vous atteindrez vos objectifs, manifesterez une vie extraordinaire et contribuerez à bâtir un monde meilleur.

Que désirez-vous vraiment ? Quels sont vos objectifs, vos rêves ? Ensemble, nous établirons un plan d'action basé sur vos intentions et votre engagement. Une action, un pas à la fois : c'est ainsi que vous atteindrez ce que vous désirez.

La détoxification est un chemin vers la santé. C'est l'art de se débarrasser de ce qui nous encombre, de s'alléger et de retrouver notre vitalité, un équilibre physique, mental, émotionnel. L'alimentation curative ou thérapeutique est destinée à nettoyer, détoxifier et alcaliniser le corps. C'est le domaine des aliments sains et les plus alcalins tels les fruits, les légumes, les graines germées, les jus verts, les superaliments et l'herboristerie. Cette approche alimentaire peut régler bon nombre de petits (et souvent de grands) problèmes de santé.

L'ABONDANCE DE TOXINES ET LEUR IMPACT SUR LA SANTÉ

Il ne fait plus de doute que nous vivons désormais dans une société et un environnement hautement toxiques. Nous sommes de plus en plus en contact avec des toxines tels les pesticides et engrais chimiques, les additifs et produits de conservation alimentaire artificiels, les antibiotiques et les hormones de croissance retrouvées dans la viande, le poisson et les produits laitiers, les radiations nucléaires, les métaux lourds, les OGM et autres pollutions diverses pour ne citer qu'eux. Aujourd'hui, l'eau, l'air et la terre sont chargés de produits chimiques dérivés du pétrole. Ces particules et résidus artificiels se retrouvent inévitablement dans nos assiettes, pour s'accumuler enfin dans notre corps.

L'accumulation de ces toxines dans notre corps entraîne l'acidification de notre système et le rend congestionné, engourdi. Ceci s'exprimera en plusieurs symptômes spécifiques : fatigue chronique, problèmes de digestion, maux de tête, mauvaise odeur corporelle, prise de poids, eczéma, sécrétions abondantes, inflammation, arthrite... et cela peut engendrer à long terme des maladies dégénératives et même des problèmes psychologiques. Bref, notre santé est mise à rude épreuve !

AIDER LE MÉNAGE NATUREL

Faire le ménage paraît définitivement naturel dans notre quotidien. On prend soin de sa maison, on fait la lessive, le ramonage de la cheminée, le changement d'huile de sa voiture... Pourquoi ne pas prendre également soin de son propre corps ?

Heureusement, notre corps possède son propre système de détoxification naturel. Les toxines sont évacuées par les organes de détoxification, notamment les intestins, la peau, les poumons et les reins. Ces quatre organes sont les vidangeurs du corps ; ils sont faits pour se débarrasser des déchets (cellules mortes, CO_2, mucus, toxines naturelles), tandis que le foie aide à rendre inoffensifs certains poisons (alcool et produits chimiques).

Mais, malgré la bonne volonté de nos organes, ceux-ci sont parfois débordés par le surplus de métaux lourds, de produits chimiques et d'acidité qu'on leur impose bien malgré nous. Ces toxines s'accumulent et embourbent notre corps, se logeant dans nos graisses, articulations et organes vitaux, limitant ainsi leur bon fonctionnement. C'est alors à nous d'agir volontairement pour faciliter cet important ménage. On peut faire le parallèle avec notre planète : celle-ci s'autorégule et apporte les modifications nécessaires au maintien de son équilibre. De nos jours, la pollution, nos façons de traiter les sols et nombre d'autres facteurs font que son cycle normal d'autorégulation est maintenant inefficace : l'atmosphère et les mers se réchauffent, les glaciers fondent et notre environnement est tourmenté par des tempêtes, inondations, sécheresses, feux de forêts... À sa façon, la planète fait le ménage et remet les compteurs à zéro. Comme la planète, notre corps s'autorégule de façon régulière et tout en douceur, **si on en prend soin**, et qu'on ne viole pas les lois qui régissent son équilibre.

LES PROGRAMMES DE DÉTOXIFICATION

Les programmes de détoxification peuvent différer selon les approches de naturopathie. Cependant, on y retrouve généralement les aspects suivants :

- stopper l'accumulation des toxines ;
- soutenir les quatre organes éliminatoires et le foie ;
- utiliser des plantes médicinales pour faciliter l'évacuation des toxines ;
- nourrir le corps d'aliments sains pour l'aider à se régénérer ;
- adopter des habitudes de vie positives pour rester en bonne santé.

À chacun de trouver son rythme ! Le simple fait de manger une grande portion d'aliments sains et de limiter l'absorption de toxines peut provoquer chez la plupart des gens des symptômes de « détoxification » ou de « retour à la santé » : les toxines sortent de leurs cachettes pour être évacuées. Ces crises de guérison peuvent être évitées en respectant le rythme de nettoyage de chacun. Prenez l'exemple du rhume qui se déclare au début des vacances ou après une période de stress. Allez-y à votre rythme, un pas à la fois, pour rester motivé jusqu'au bout.

UNE QUESTION D'ÉDUCATION

Adopter des habitudes de vie saines, prendre soin de soi, maintenir un certain équilibre et détoxifier son corps régulièrement sont les clés d'une santé parfaite. Ces habitudes d'hygiène primaire devraient être enseignées à la petite école. Mais il n'est jamais trop tard pour reprendre le contrôle de sa santé et de sa qualité de vie. Plus de vitalité, d'énergie, de clarté permettent de vivre mieux sa vie et de réaliser ses rêves.

C'est le plus beau des cadeaux que vous puissiez vous faire : un voyage de transformation inoubliable sur vingt-et-un jours. Tel est le nombre de jours nécessaires pour modifier un comportement, adopter de nouvelles habitudes.

Quel est le meilleur moment pour nettoyer son système ?

L'ayurvéda et la médecine chinoise considèrent que chaque changement de saison constitue le moment le plus propice à un tel nettoyage. Bien qu'il existe des moments plus bénéfiques pour l'organisme, cette cure est conçue de façon à ce que vous puissiez vous y engager quand vous le désirez ; elle a été créée pour soutenir l'organisme autant par temps froid que par temps chaud.

En conclusion, ces principes sur la détox sont plutôt les principes d'un mode de vie énergisant (très loin d'un régime ou d'un comptage de calories) qui préserve le système digestif et favorise un rendement optimal de notre organisme. L'idée est de s'octroyer de l'énergie grâce à une alimentation à haute densité nutritive et un mode de vie qui supporte cette énergie. Ainsi, le corps est rassasié et il n'y a plus de manque ou de rage. De plus, cette façon de s'alimenter est plus digeste et facilite l'élimination.
Pour vivre une vie de qualité, la première étape passe par le corps. Un corps en bonne santé mène à un mental fort, structuré, créatif et à une plus grande faculté de concentration. On dit bien : « un esprit sain, dans un corps sain. »

Le déroulement du programme

L'objectif de ce programme est de vous aider à redonner au corps toute sa vitalité, à travers notamment, rappelons-le : la réduction de l'absorption de toxines, le soutien apporté aux quatre organes éliminatoires et au foie, l'utilisation de plantes médicinales pour faciliter l'évacuation des toxines, l'adoption d'habitudes de vie saines et l'apport d'aliments sains pour aider le corps et l'esprit à se régénérer.

Il est important de préciser que chacun doit trouver son propre rythme. Il ne sert à rien d'entamer plusieurs changements trop rapidement pour revenir par la suite à la case départ. De petits changements, un petit pas à la fois, conduiront à de grandes transformations. Aller rapidement dans cette démarche pourrait par ailleurs causer des crises de guérison plus ou moins inconfortables. Celles-ci surviennent lorsque les cellules libèrent une trop grande quantité de toxines sans que les organes éliminatoires puissent suivre le même rythme.

Les bienfaits, eux, se feront ressentir sur plusieurs plans.

Sur le plan physique :
- augmentation de l'énergie ;
- renforcement du système immunitaire ;
- diminution de la douleur due à l'inflammation ;
- amélioration du fonctionnement du système digestif ;
- accroissement de la vitalité ;
- flexibilité et beauté du corps.

- **Sur le plan mental :**
- flexibilité de l'esprit ;
- augmentation de la concentration ;
- clarté mentale ;
- amélioration de la gestion du stress.
- **Sur le plan émotionnel :**
- équilibre de l'humeur, plus grande ouverture aux autres et à soi-même ;
- augmentation de l'amour de soi ;
- adoption d'une attitude positive et calme.

Ce programme comporte 3 phases actives :

Une phase de préparation de sept jours au cours de laquelle vous serez guidé sur ce que vous devez éliminer et ajouter à votre menu afin de bien vous préparer avant d'entamer votre cure. Des notions globales vous seront présentées dès le premier chapitre, mais aussi au cours des suivants ; elles ont été choisies précisément pour chacune des phases afin de faciliter votre expérience et votre compréhension des enjeux qui lui sont associés.

Une phase de régénération de sept jours au cours de laquelle vous consommerez des aliments qui permettront autant le nettoyage que la nutrition de votre corps. Vous mettrez en pratique les notions acquises au cours de la première phase et choisies précisément pour soutenir la capacité du corps à relâcher les toxines et à recharger son énergie.

Une phase d'intégration de sept jours au cours de laquelle vous réintroduirez progressivement certains aliments dans votre régime alimentaire. Vous serez accompagnés dans les choix à faire, des choix qui vous aideront à demeurer en bonne santé et à entretenir cette vitalité retrouvée. Vous mettrez en pratique les notions que vous aurez choisies de mettre de l'avant dans votre mode de vie. Il est important d'aborder toute cette expérience avec l'esprit et le cœur ouverts.

JOURS 1 À 7	**PHASE DE PRÉPARATION** Limiter l'absorption de toxines Adhérer à de nouvelles habitudes alimentaires Adhérer à de nouvelles habitudes de vie
JOURS 8 À 14	**PHASE DE RÉGÉNÉRATION** Limiter l'absorption de toxines Adhérer à de nouvelles habitudes alimentaires Ajouter un maximum de nutriments Utiliser les plantes médicinales et des superaliments pour aider l'élimination des toxines Adhérer à de nouvelles habitudes de vie
JOURS 15 À 21	**PHASE D'INTÉGRATION** Limiter l'absorption de toxines Adhérer à de nouvelles habitudes alimentaires Ajouter un maximum de nutriments Utiliser les plantes médicinales et des superaliments pour aider l'élimination des toxines Réintégrer graduellement certains aliments et observer les réactions du corps Adhérer à de nouvelles habitudes de vie
POST-CURE	**STABILISATION DES ACQUIS** Limiter l'absorption de toxines Garder les nouvelles habitudes alimentaires Ajouter un maximum de nutriments Réintégrer graduellement certains aliments et observer les réactions du corps Adhérer à de nouvelles habitudes de vie Garder un mode de vie équilibré

Se fixer des objectifs

Il est important de déterminer ses objectifs au préalable, afin de s'engager dans une transformation en conscience et de reprendre le plein pouvoir sur sa santé et sur sa vie.

La loi du karma dit que nous sommes responsables de nos actes, et que chaque acte engendre une conséquence. Une fois cette notion bien intégrée, une prise de possession de son pouvoir personnel et une mise en action des étapes de changements s'imposent. L'action est égale au pouvoir de manifester. La capacité de passer à l'action est proportionnelle au pouvoir de manifester (atteindre vos objectifs ou vos rêves). Pour atteindre un objectif, il faut être clair sur ce que l'on désire dès le départ et ensuite s'engager, être dévoué à atteindre cet objectif et finalement passer à l'action de façon massive.

Il est important que vous vous engagiez dans cette aventure avec une vision claire de ce que vous désirez obtenir de ce programme. C'est une façon de concentrer votre attention sur ce qui est important pour vous afin d'obtenir le meilleur de cette expérience. Cela vous permettra de renforcer votre détermination et ainsi répondre à tous les défis qui se présenteront à vous avec force, amour et engagement.

- **Qu'est-ce qui vous pousse** à vouloir suivre ce programme en ce moment ?
- **Quels objectifs avez-vous** pour vous-même ?
- **Y a-t-il une habitude alimentaire à briser** (sucre, sel, produits laitiers, gluten...) ?
- **Désirez-vous modifier** votre alimentation ?
- **Désirez-vous apporter des changements** à votre mode de vie ?
- **Aimeriez-vous intégrer** une nouvelle routine de bien-être ?
- **Voulez-vous obtenir** plus d'énergie ?
- **Aimeriez-vous vous purifier** des excès des derniers mois passés, voire des dernières années ?
- **Voulez-vous gagner en vitalité** pour matérialiser un projet ou un rêve qui vous tient à cœur ?

Désirer simplement perdre du poids pour entrer dans vos jeans n'est souvent pas la meilleure stratégie en matière de motivation nécessaire à l'accomplissement de cet objectif. Questionnez-vous sur le réel objectif, sur le réel problème sous-jacent, le comportement qui ne vous sert plus, ce que vous désirez obtenir réellement au-delà de cette paire de jeans.

Profitez également de ce moment pour ajouter à votre liste un objectif en lien avec votre relation aux autres. Par exemple, mener une bonne action, rendre un service ou faire un compliment par jour à quelqu'un. Partagez plus d'amour, d'acceptation et moins de jugements. Ajoutez une action de plus dans votre journée, une chose à accomplir que vous désirez faire (peut-être depuis longtemps), mais qui vous demande de sortir de votre zone de confort.

En reportant dans votre journal, avant d'aller vous coucher, où vous en êtes dans l'accomplissement de vos objectifs, vous serez beaucoup plus conscients de vos actions le jour suivant. Cette technique est très efficace pour modifier un comportement.

On dit que le changement peut s'installer sur une période de vingt-et-un jours, mais il faut d'abord savoir ce que nous désirons modifier, à quel changement nous aspirons, pour ensuite passer à l'action. On pourrait décomposer la réalisation de ce changement en cinq étapes :

1· **Définir ses objectifs** et les raisons qui nous poussent à identifier ceux-ci plutôt que d'autres. Un objectif doit être concret, spécifique, assez ambitieux, réaliste, temporel et mesurable ; de plus, nous nous devons d'en connaître les raisons profondes. Quel en sera le résultat final ? Qu'est-ce que nous voulons vraiment ? Il faut être clair sur ce que l'on désire ; le degré de clarté et donc d'engagement est proportionnel au pouvoir de manifestation, de réalisation.

2· **Trouver mes alliés et mes blocages.** Quelle est la cause profonde, l'émotion qui me pousse à choisir cet objectif ? Quelles sont les excuses qui m'empêchent d'accomplir mon objectif et qui drainent mon pouvoir ? Il faut éliminer se débarrasser des mauvaises excuses et être conscients de nos paroles et pensées à l'égard de ce que l'on désire : « Je ne peux pas » VS « Je ne veux pas ». Ai-je peur ? Ai-je raison d'avoir peur ? De bonnes raisons ? Si cet objectif donné est important pour moi, je dois faire tout ce qui est en mon pouvoir pour le réaliser.

3· **Déterminer quels en seront les impacts** à plus grande échelle, sur le monde, les autres, sur moi ? Quel sera le résultat final global ? Y aura-t-il des impacts positifs ou négatifs sur les autres ou mon environnement ? Je dois prendre l'entière responsabilité de ce qui arrive dans ma vie, garder en tête que je suis responsable à 100 % de mes choix, de mon attitude face à la vie, entièrement responsable du résultat et de mes réactions. Où en suis-je maintenant par rapport avec ce que je désire ?

4· **Passer à l'action**, faire un plan d'action incluant de petits changements tous les jours : quelle en sera la première étape ? Sortir de sa zone de confort, se mettre en mouvement. Comment dois-je me réajuster pour la suite ? M'engager pleinement à atteindre mon objectif et poser toutes les actions nécessaires.
5· **Célébrer nos victoires** en cours de route, se féliciter et aller vers ce qui nous donne de la joie.

Vous êtes constamment dans l'élaboration de votre propre vie par vos pensées, vos actions, votre comportement. Il est important de s'aligner complètement à ce que l'on désire manifester, d'avoir la foi, d'y croire. Gardez toujours la vision de votre réussite. Je vous invite ainsi à formuler votre intention et les objectifs motivant votre défi de transformation. Décrivez cette intention de façon précise sous forme d'objectifs concrets et mesurables.

Tenir un journal de bord

En tant qu'explorateurs de votre santé et votre bien-être, il est fortement conseillé de prendre des notes sur ce que vous mangez, comment vous vous sentez (physiquement, émotionnellement), et sur les symptômes ou réactions physiques que vous éprouvez lorsque vous mangez certains aliments. Cela vous permettra de vous connecter à votre corps et de mieux vous comprendre. En rédigeant votre journal de bord avec le plus de précision possible, vous serez à même de constater votre rapport à la nourriture, vos habitudes et vos forces.

Vous pouvez présenter cela sous la forme d'un tableau, en fonction de vos objectifs. Chacune des colonnes pourrait être consacré à la date, à votre menu, aux défis que vous souhaitez réaliser, à vos symptômes, aux changements que vous constatez, aux difficultés que vous rencontrez, à votre poids, aux actions à mettre en œuvre pour sortir de votre zone de confort...

Pour conclure cette introduction, nous pouvons nous dire que pour « purifier » ou « changer » le monde, il faut commencer par changer soi-même ! « **Soyez le changement que vous voudriez voir dans le monde** », nous disait Gandhi.

Une fois que le corps est de retour à son parfait équilibre, il convient d'être clair sur ce que l'on désire. Alors, que désirez-vous vraiment ? Quels sont vos rêves ? Quel est votre vison ? Il est primordial de prendre le temps de définir ces rêves, cette vision, de se créer un plan d'action avant de s'engager à 100 % dans ce nouveau projet de vie.

SEMAINE 1

PHASE DE PRÉPARATION

Vous voici maintenant à la 1ère semaine de votre défi de vingt-et-un jours. Cette cure de régénération est conçue pour vous redonner santé et vigueur. C'est par l'introduction de nouvelles habitudes de vie ainsi qu'une alimentation à base de végétaux et de superaliments visant à nettoyer les corps physique et mental que vous fournirez tous les nutriments nécessaires à un corps et un esprit vibrants d'énergie, de vitalité et de clarté.

Cette phase de préparation, prévue pour cette 1ère semaine, est destinée à limiter les intrants de toxines afin d'aider le corps à se nettoyer.

La santé et l'énergie sont toujours présentes en soi, il s'agit seulement d'offrir le meilleur environnement pour les laisser émerger. Cette cure est conçue pour faire un nettoyage interne en profondeur tout en nourrissant chacune des cellules de votre corps.

Les toxines

Le corps est d'une perfection ! Il trouvera toujours le moyen de se maintenir en bonne santé malgré nos actions qui, souvent, vont à l'encontre de la vie elle-même. D'où l'importance d'éliminer les toxines et de réduire leur absorption par des cures ponctuelles et l'adoption d'un mode de vie plus sain.

Le corps est un organisme qui se répare, se guérit, se régénère, s'autorégule. Toutefois, à l'ère dans laquelle nous vivons, l'apparition de plats transformés, d'agents de conservation, de la monoculture, d'OGM (organismes génétiquement modifiés), d'hormones de croissances, d'antibiotiques, de pesticides et d'engrais chimiques, ou encore l'accroissement de la sédentarité, du stress et des excès de toutes sortes (sucre, sel, fritures, alcool...), le corps accumule des déchets, **les toxines**, qui, au fil du temps, perturbent son fonctionnement. Elles génèrent de la fatigue, chargent le foie, bouleversent le fonctionnement des intestins, favorisent un teint terne, des cheveux et des ongles affaiblis, l'irritabilité, la déprime et diminuent notre résistance aux infections.

Les toxines proviennent autant de l'intérieur que de l'extérieur du corps. En effet, l'organisme fabrique lui-même des déchets pour faire fonctionner tous les systèmes du corps. Lorsque vous êtes soumis à un taux de stress élevé, à de l'anxiété récurrente, au manque de sommeil, à une agitation mentale constante, votre corps engage une multitude de procédés pour ramener l'équilibre, et ce, tant au niveau hormonal que nerveux. Cela demande au corps une charge supplémentaire d'énergie, engendrant alors une toxicité interne.

Les toxines externes proviennent de notre alimentation (plats préparés, gras saturés, agents de conservation, pesticides, hormones, antibiotiques), de la pollution de l'air et de l'eau, du tabac, de l'alcool, des médicaments, des additifs chimiques (que l'on trouve aussi bien dans les produits alimentaires que dans les produits de beauté et hygiéniques). En principe, le corps est en mesure d'évacuer une certaine quantité de déchets. Nos intestins devraient de ce fait pouvoir éliminer autant de fois que de repas que nous ingérons dans une journée ; ce qui entre dans le corps doit en ressortir. Mais il arrive que l'accumulation de toxines soit trop importante, que le système nerveux soit épuisé ou encore que des intolérances alimentaires et des combinaisons alimentaires néfastes à la digestion en compliquent l'élimination. Une cure peut alors aider à rééquilibrer le fonctionnement interne du corps. La détox a pour but d'éliminer les toxines, mais aussi d'introduire le plus de nutriments possibles afin de redonner au corps une belle énergie. Aujourd'hui, il existe plusieurs types de cures : celle qui est suggérée ici n'est pas drastique et se veut le support d'une nouvelle prise de conscience et d'habitudes alimentaires et de vie plus saines.

Nous sommes tous concernés par notre santé et notre bien-être, et que ce soit à la suite d'une surcharge alimentaire (période des fêtes par exemple), d'un excès de stress ou d'une charge de travail trop intense, d'un état inflammatoire qui persiste, d'une maladie chronique, d'une mauvaise hygiène de vie (manque d'activité physique, tabac, alcool, abus de plats préparés), il nous vient le désir de prendre en mains notre santé et de modifier nos habitudes alimentaires et notre mode vie. La cure est alors bienvenue, voire essentielle.

C'est là que le nettoyage entre en jeu. Il donne un coup de pouce au corps et le ramène à son état original d'équilibre, de bonne santé. Le but d'une cure ou d'un nettoyage du corps est de soutenir son propre processus de guérison afin d'obtenir un retour à l'équilibre.

Les symptômes liés à une toxicité du corps sont les suivants :

- manque d'énergie et fatigue liés à un manque de sommeil réparateur et d'exercice ;
- anxiété, confusion ou brouillard mental, dépression et troubles de l'humeur ;
- troubles digestifs liés à une mauvaise alimentation ou à une suralimentation, ballonnements, flatulences, constipation ;
- faible immunité engendrant maladies, manque de vitalité, rhumes et/ou virus fréquents ;
- problèmes de poids, douleurs musculaires ou articulaires, inflammations, mauvaise haleine ou odeurs corporelles.

Les bénéfices et avantages d'une cure ou d'un nettoyage du corps sont alors ceux-ci :

- détoxification des tissus, du sang et des organes ;
- accroissement de l'énergie et revitalisation ;
- amélioration de l'humeur (on se sent en confiance et on élimine donc l'anxiété) ;
- amélioration du sommeil ;
- amélioration de la digestion et de l'assimilation des nutriments ;
- renforcement du système immunitaire ;
- atténuation des effets du vieillissement général ;
- clarification de l'esprit et des pensées, ce qui mène à l'introspection et à un réalignement avec nos objectifs de vie.

Il existe différentes façons de détoxifier l'organisme, certaines plus douces que d'autres. L'idéal est bien sûr d'adopter un mode de vie et une alimentation plus saine. Ainsi, avec le temps et dans la constance, le corps retrouve son équilibre. Toutefois, une détoxification aura des résultats plus rapides, pourvu que l'on garde de bonnes habitudes alimentaires par la suite.

La perte de poids est attendue dès les premiers jours. Vous sentirez et verrez votre corps et votre visage désenfler : ce sont les signes que vos cellules relâchent l'excédent d'eau et de toxines.

LES TROIS TYPES DE TOXINES

Il existe trois types de toxine, aux origines et aux effets différents.

Endogènes : elles sont produites à l'intérieur de notre corps par des infections bactériennes, virales, par les produits du métabolisme des bactéries contenues dans l'intestin. Notre système peut combattre naturellement ces toxines. Toutefois, plus on garde un terrain « propre », plus on a d'énergie pour autre chose que la lutte contre les virus et bactéries.

Exogènes : elles proviennent de l'extérieur de notre corps, de la pollution atmosphérique, des métaux lourds, des additifs alimentaires ou des produits d'hygiène.

Autogènes : elles proviennent de notre corps, de nos cellules et de nos organes, qui se libèrent de leurs déchets pour les envoyer vers les organes éliminatoires. Pour créer de l'énergie, le corps doit créer des déchets. C'est la nature même du cycle de vie.

Il faut savoir que le microbe n'est rien, que le terrain est tout. Un terrain sain et des liquides alcalins n'engendrent pas de maladie, tandis qu'un terrain acide est propice à la dégénérescence.

L'ACCUMULATION DES TOXINES DANS LE CORPS ET LEUR IMPACT SUR LA SANTÉ

La circulation des fluides dans le corps est essentielle au bon fonctionnement de celui-ci. Lorsque les toxines s'accumulent, la circulation est ralentie et le terrain devient impropre, le corps se fait acide et engendre différents symptômes et un milieu propice à la décomposition, à la maladie. Lorsque l'on observe la maladie et ses résultats dans les tissus humains, on découvre qu'elle agit telle une cristallisation de la matière (ou une masse).

Les toxines s'accumulent en effet dans notre corps sous forme d'acide, de mucus et de gras, rendant notre organisme congestionné et engourdi. Ceci s'exprime par plusieurs symptômes tels la fatigue, les problèmes gastro-intestinaux, les maux de tête, de mauvaises odeurs corporelles, une prise de poids, de l'eczéma, la congestion, les problèmes dermatologiques... Les toxines accélèrent le vieillissement, affaiblissent notre système immunitaire et glandulaire. Elles peuvent engendrer des problèmes psychologiques et, à terme, des maladies dégénératives.

LES TROIS STADES DE LA MALADIE

Aiguë : la maladie peut survenir brusquement, sans prévenir, et de façon occasionnelle sous la forme d'un rhume, d'une fièvre ou de diarrhée par exemple. Elle peut se manifester de manière aiguë, sur un terrain de maladies chroniques, par exemple une poussée d'allergies ou une crise d'asthme. Il s'agit d'une maladie qui évolue rapidement, mais qui dure peu de temps. Elle indique généralement que la force vitale est à l'œuvre pour débarrasser l'organisme de ses déchets.

Chronique : la maladie peut aussi évoluer plus lentement, se révéler de longue durée ou revenir fréquemment. C'est le cas du diabète, de l'hypertension, de l'asthme, de la dépression, de l'arthrose. La force vitale est un peu moins élevée ; l'organisme n'a plus autant de force pour expulser les toxines comme dans le cas du stade aigu de la maladie.

Dégénérative : il s'agit des maladies voyant les cellules d'un ou plusieurs organes progressivement dégradées. La vitalité est diminuée considérablement et le corps peine à expulser les déchets de l'organisme.

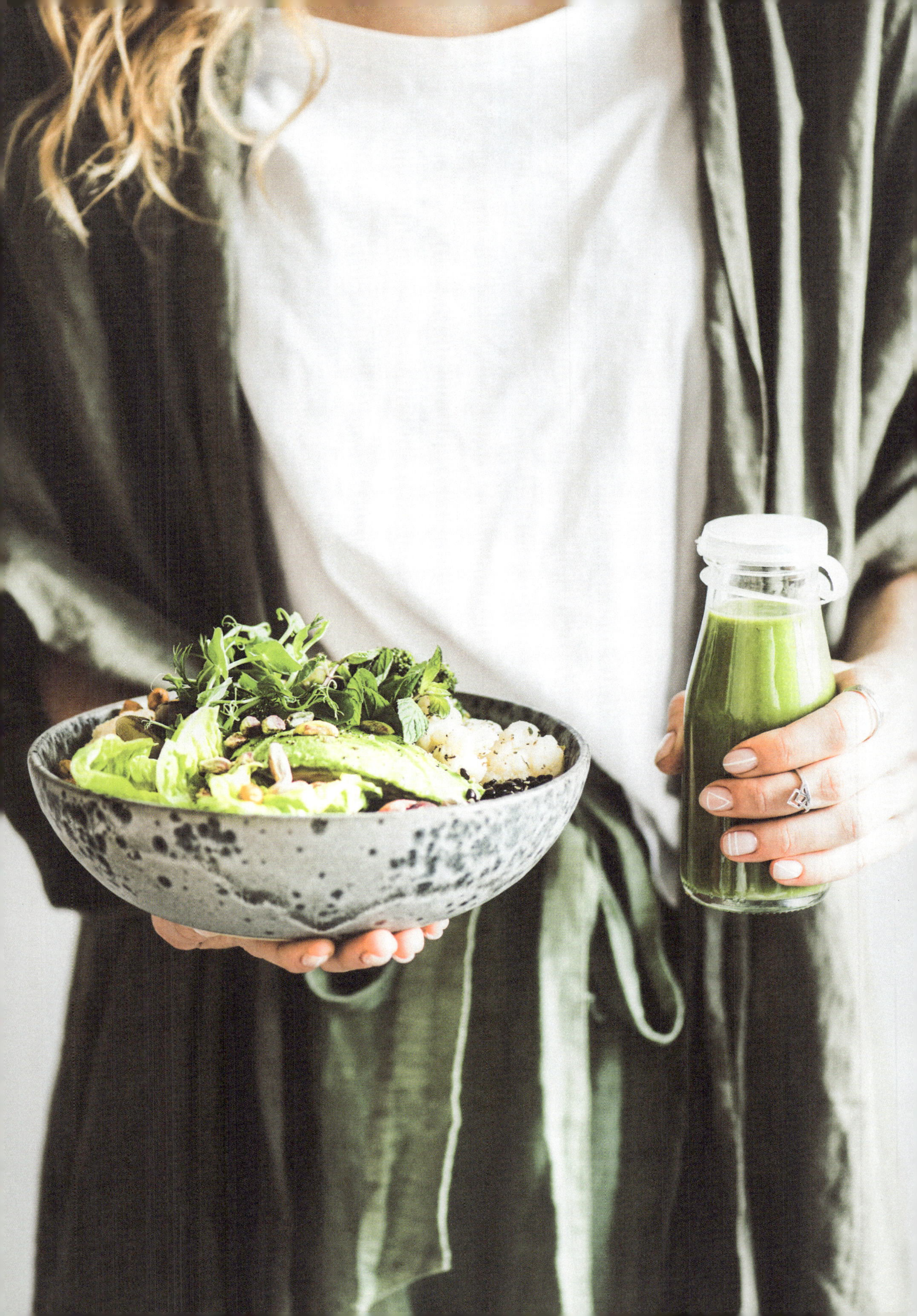

Alcaliniser le corps : le terrain est tout

C'est dans un terrain acide que les bactéries et virus se développent.

Le potentiel hydrogène (pH) permet de mesurer l'acidité ou l'alcalinité d'une solution. Le pH de l'eau pure à 25 °C est de 7 : il a été choisi comme valeur de référence pour une solution neutre. Le régime acido-basique vise à traiter un déséquilibre acide dans l'organisme. Dans le corps, certains fluides sont acides et d'autres alcalins, selon leur rôle. Les sucs digestifs par exemple, destinés à décomposer la nourriture, sont de nature acide, tandis que le sang est neutre, voire légèrement alcalin, avec un pH de 7,4.

L'alcalinité est synonyme de bonne santé et de régénération des cellules et des tissus du corps. **Si vous avez un problème de santé, votre corps est probablement trop acide.** Des études ont démontré que si le corps n'est pas légèrement alcalin, il ne peut se guérir par lui-même. Si le pH de votre corps n'est pas équilibré, vous ne pouvez assimiler efficacement ni les minéraux, ni les vitamines ou tout autre nutriment que vous consommez à travers la nourriture.

La recherche a aussi prouvé que les bactéries et maladies ne peuvent survivre dans un milieu alcalin, mais prospèrent dans un milieu acide. Un milieu alcalin active les fonctions d'assimilation, de détoxication, de réparation des cellules endommagées et active l'énergie nécessaire au bon fonctionnement interne du corps. Un pH acide peut être le résultat d'une alimentation trop acidifiante, d'un stress émotionnel, d'une surcharge toxique, d'une réaction immunitaire, d'un manque d'oxygène (mauvaise respiration), d'anxiété, d'insomnie, de surmenage, de suralimentation, de problèmes de digestion…

Les aliments à composition alcaline comme les fruits, les légumes et les graines germées contiennent une forte teneur en minéraux basiques (calcium, magnésium, sodium, potassium) et une faible teneur en minéraux acides (chlore, souffre, phosphore). La transformation de ces aliments par l'organisme ne libère pas de composés acides. Le corps compensera un surplus acide en utilisant ses propres réserves de minéraux et donc, si votre alimentation ne contient pas assez de minéraux pour compenser, vous vous déminéralisez, et l'acidité prend place dans vos cellules.

Les aliments à composante acide vont libérer des métabolites acides lors de leur transformation dans l'organisme (digestion, utilisation cellulaire). Pour la plupart, les aliments acidifiants sont néanmoins les nutriments de base de l'alimentation. L'idée est donc d'en limiter l'apport quantitatif et de les associer à d'autres aliments plus alcalins afin de réduire l'impact de leurs effets acidifiants. Ils seront moins déminéralisants pour l'organisme.

Limitez les aliments « acides » et privilégiez les aliments « alcalins ». Notre diète devrait être composé de 80 % d'aliments alcalins (les fruits et les légumes), contre 20 % d'aliments acides (les grains, noix, protéines végétales). C'est la base du concept de l'équilibre acido-basique.

LE TEST pH

Il existe deux types de tests : urinaire et salivaire.

Le test pH urinaire : la première urine du matin est normalement acide, ce qui est normal puisque les reins ont beaucoup filtré durant la nuit. Dès la deuxième urine, le pH devrait remonter entre 6,5 et 7,5. Il est suggéré de faire le test à trois reprises au cours de la journée : avant le déjeuner, avant le dîner et avant de se coucher. Effectuez le test durant une semaine pour en conclure votre pH moyen. Ces résultats ne sont pas nécessairement justes, car le corps utilise ses propres minéraux pour alcaliniser le système, donc avoir un pH alcalin ne signifie pas que le système n'est pas acide. Si l'on n'apporte pas une quantité suffisante de minéraux et de vitamines au corps, celui-ci s'alcalinisera de lui-même en soutirant les minéraux des os et des dents. Il peut être intéressant d'effectuer le test pH lors de la première, puis de la dernière semaine du défi, afin d'en comparer les résultats.

Les combinaisons alimentaires

Il est important de bien comprendre que la digestion s'opère dans des milieux acido-basiques différents selon l'aliment ingéré.

- Pour digérer les féculents et les grains (pâtes, riz, pommes de terre, pain, quinoa...), l'organisme sécrète des agents alcalins (ptyaline). **Les féculents nécessitent donc un milieu alcalin pour être digérés.**
- Pour digérer les protéines (œufs, fromage, oléagineux, graines, noix...), l'organisme sécrète des agents acides (acide chlorhydrique). **Les protéines nécessitent donc un milieu acide pour être digérées.**

Ainsi, si vous mélangez des féculents et des protéines au cours d'un même repas, une neutralisation mutuelle des agents acides et alcalins s'opère. En effet, les protéines seront traitées en premier, engendrant une production d'acides qui va entraver la sécrétion de ptyaline. L'amidon des féculents va pendant ce temps patienter et fermenter, ce qui va fortement perturber la digestion et engendrer alors tout un tas de désordres : ballonnements, gaz, maux de ventre ou diarrhée ainsi qu'une mauvaise assimilation des nutriments.

Évitez donc de mélanger féculents et protéines !

CATÉGORIE DES ALIMENTS	TRÈS ACIDE	ACIDE	MOINS ACIDE	MOINS ALCALIN	ALCALIN	TRÈS ALCALIN
Produits sucrants	Aspartame	Sucre blanc Sucre brun	Miel raffiné	Miel pur Sucre pur	Sirop d'érable	Stévia
Fruits	Myrtilles Canneberge Pruneaux	Cerises aigres Rhubarbe	Prunes Jus de fruits	Oranges Bananes Cerises Ananas frais Pêches Avocats	Dattes Figues Melons Raisins Kiwis Baies Pommes Poires Raisins secs	Citrons Pastèques Pamplemousses Mangues Papayes
Légumes et grains	Chocolat industriel	Pommes de terre (sans la peau)	Épinards cuits Haricots rouges Haricots verts	Carottes Tomates Maïs frais Champignons Choux Petits pois Peau des pommes de terre Olives Soja Tofu	Gombos Courges Haricots verts non cuits Betteraves Céleris Laitue Concombres Patates douces Caroubes	Asperges Oignons Jus de légumes Épinards frais Brocolis Ail
Noix et graines	Cacahuètes Noix	Noix de pécan Noix de cajou	Graines de citrouille Graines de tournesol	Marrons	Amandes	
Huiles			Huile de maïs	Huile de colza (ou canola)	Huile de lin	Huile d'olive
Céréales	Farine blanche Farine complète Pâtisseries Pâtes	Riz blanc Maïs Sarrasin Avoine Seigne	Épeautre Riz brun Pain complet	Amarante Millet Riz sauvage Quinoa		
Œufs et produits laitiers	Fromages Laits	Lait frais non pasteurisé	Œufs Beurre Yaourts Fromage blanc Faisselle	Fromage de soja Boisson végétale de soja Lait de brebis Fromage de chèvre Petit lait	Lait maternel	
Boissons	Bières Boissons gazeuses	Cafés	Thés	Thé au gingembre	Thé vert	Tisanes Citronnade fraîche

Un autre conseil à retenir pour bien manger et préserver sa santé est le suivant : limitez les aliments « acides » et privilégiez les aliments « alcalins ». C'est la base du concept de l'équilibre acido-basique. Un pH trop acide favorise l'inflammation de l'organisme et la maladie. Il convient alors d'avoir une alimentation principalement composée d'aliments plutôt alcalins.

LES BONNES ASSOCIATIONS ALIMENTAIRES

- Combinez vos protéines avec des légumes plutôt qu'avec des féculents. Par exemple : grains ou noix et crudités, œufs ou produits laitiers et légumes. Préférez un seul type de protéine plutôt qu'un mélange de différentes protéines au cours d'un repas.
- Combinez vos féculents avec des légumes. Par exemple : spaghettis aux petits légumes, riz complet aux légumes, taboulé de quinoa...
- Combinez vos légumineuses avec des légumes. Par exemple : lentilles et légumes verts, pois chiches et crudités... Il est possible de combiner les légumineuses avec un autre féculent comme le riz, le millet, le quinoa... Vous obtenez ainsi une protéine complète.
- Consommez toujours vos fruits 20 à 30 minutes avant un repas ou 3 heures après un repas. Idéalement, les fruits sont consommés le matin, car ils ont un effet nettoyant et vitaminique.
- Ne mélangez pas des produits laitiers avec d'autres aliments, mais consommez-les seuls ou avec des légumes seulement. Par exemple, un muesli avec du lait ou du yaourt est à proscrire pour bien digérer. Pensez à privilégier les laits de chèvre et de brebis, qui contiennent beaucoup moins d'hormones de croissance que le lait de vache. Une autre option enfin est celle des boissons végétales.
- Alternez vos repas de féculents avec légumes et vos repas de légumes avec protéines au cours d'une journée. Privilégiez les légumes, qui doivent représenter la moitié de votre assiette.
- Évitez les desserts en fin de repas, sauf lors d'exceptions (sortie au restaurant, repas de famille...).
- Évitez de mélanger des fruits sucrés (banane, figue, mangue, fruits secs...) avec des fruits acides (agrumes, kiwi, ananas, fraises...). En revanche, les fruits sucrés se marient bien avec les fruits mi-acides (poire, pêche, abricot, framboises). Mangez le melon ou la pastèque à part car ils contiennent beaucoup d'eau et se digèrent rapidement.
- Évitez de mélanger les œufs ou protéines végétales plus acidifiantes et les produits laitiers. C'est un cocktail « acide » qui nuit à votre santé et risque de favoriser les rhumatismes, l'arthrite, l'arthrose, les cancers, le surpoids... Ce cocktail est encore pire si on ajoute un excès de sucre et/ou de mauvaises graisses.
- Éviter le mélange glucides et lipides.

COMBINAISONS ALIMENTAIRES

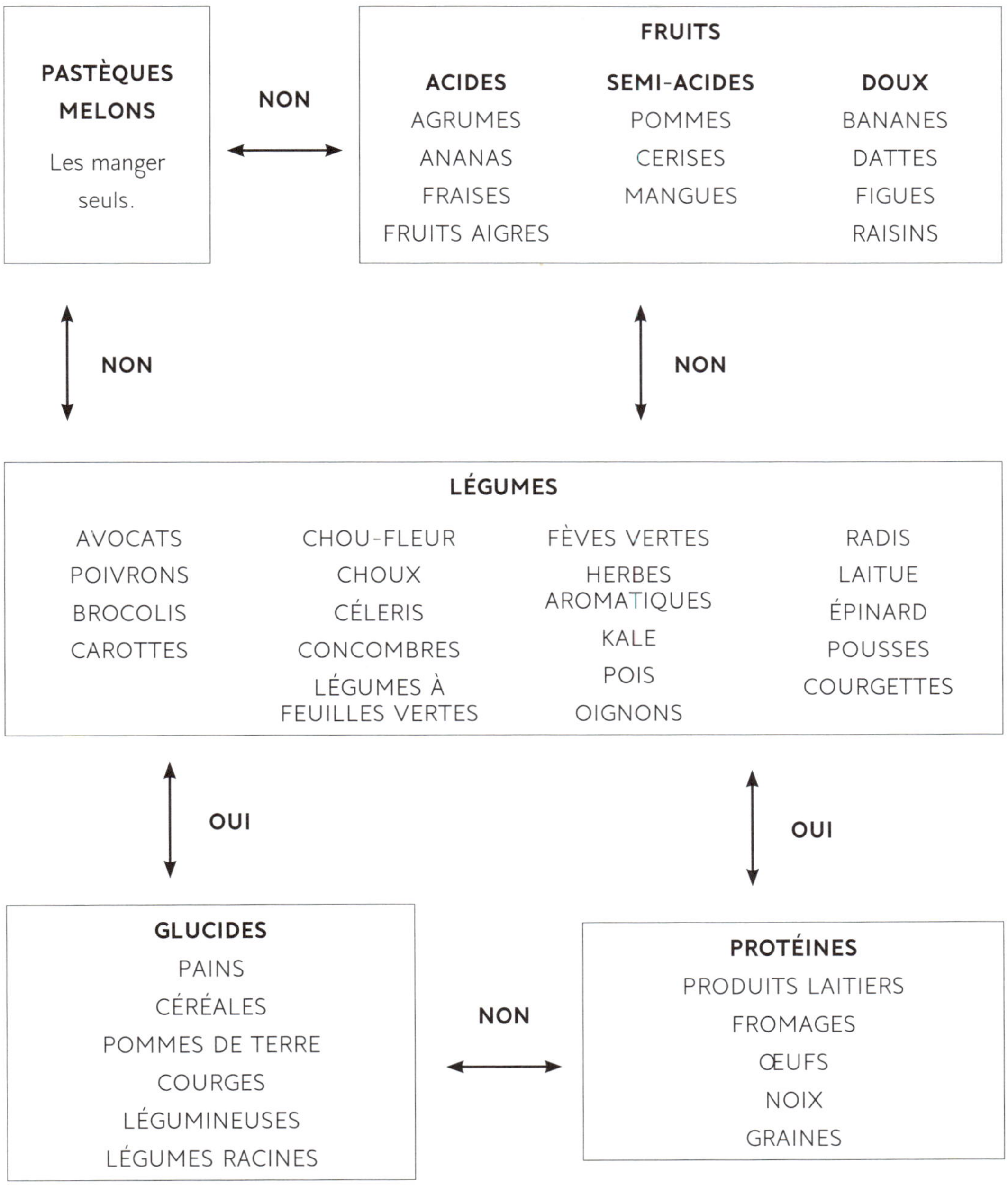

Comment réduire l'absorption de toxines ?

ÉLIMINER OU RÉDUIRE LES ALIMENTS LES PLUS ACIDIFIANTS

Utilisez de l'huile de coco, de sésame ou du ghee pour la cuisson. Ces huiles restent stables à haute chaleur.

Restez à l'écart des produits les plus acidifiants et allergènes comme les produits laitiers (lait de vache, fromage, yaourt), les produits transformés comme le pain, les pâtes, les muffins ou tout autre produit à base de gluten, les farines blanchies, le sucre affiné, l'alcool, le maïs, les arachides, le soja, les œufs.

Réduisez ou éliminez votre consommation de caféine, en particulier le café, en raison de sa nature très acide. Remplacez ces stimulants par des toniques, tisanes ou thés verts.

Privilégiez les fromages de chèvre, de brebis ou à base de lait cru. Consommez des œufs de poules élevées en liberté.

Faites votre propre vinaigrette avec une l'huile d'olive pressée à froid, du vinaigre de cidre de pomme, du miel non pasteurisé, du curcuma et autres ingrédients de votre choix. Évitez les vinaigres acides. Ces ingrédients, par leurs propriétés propres, agiront en faveur d'une meilleure santé.

Référez-vous au tableau des aliments acides et alcalins (voir page 31) et assurez-vous que votre assiette contienne 80 % d'aliments « alcalins » (fruits et légumes) contre 20 % d'aliments dits « acides » (grains, noix, protéines végétales).

Finalement, respectez les combinaisons alimentaires dans la mesure du possible (voir page 33). Évitez toujours de consommer des protéines avec des féculents.

ÉVITER LA CONSOMMATION DE SUCRE

Évitez de consommer du sucre raffiné (sucre blanc). La consommation de sucre est liée à une multitude de maladies, d'inflammations et à une diminution de l'immunité. Privilégiez les **sucres naturels**, essayez la stévia, le miel non pasteurisé ou encore le sirop d'érable (à utiliser avec parcimonie).

FAVORISER LES ALIMENTS ISSUS DE L'AGRICULTURE BIOLOGIQUE

Préférez des aliments issus de l'agriculture biologique, de provenance locale et de saison, autant que possible. Manger bio peut parfois s'avérer dispendieux. Référez-vous au rapport du https://www.generations-futures.fr/ (Europe) ou à celui de EWG (*Environmental Working Group*) qui établit chaque année la liste des douze aliments les plus toxiques en matière d'utilisation de pesticides (*dirty dozen*) et des quinze aliments les plus sains (*clean fifteen*). Vous pourrez dès lors vous procurer les aliments les moins toxiques en épicerie locale et remplacer les aliments les plus toxiques par des aliments bio.

En 2020, les douze aliments les plus chargés en pesticides sont ainsi les fraises, les épinards, le kale, les nectarines, les pêches, le raisin, les pommes, les cerises, les poires, les tomates, les pommes de terre et le céleri. Les quinze aliments les plus sains sont quant à eux les avocats, le maïs, l'ananas, les oignons, la papaye, les petits pois surgelés, les aubergines, les asperges, le chou-fleur, le cantaloup (variété de melon), les brocolis, les champignons, le chou vert, le kiwi et le melon dit « honeydew ».

CHOISIR DES PRODUITS D'HYGIÈNE ET DE BEAUTÉ NATURELS

Utilisez **des produits d'hygiène et de beauté naturels**, car votre peau absorbe tout ce que vous appliquez sur elle ! Les toxines issues des produits de beauté en vente libre se retrouvent dans nos organes et acidifient notre corps. Nous devrions être en mesure de manger ce que nous mettons sur notre peau.

FACILITEZ LE PROCESSUS DE DIGESTION

En plus de tous les polluants, manger et digérer continuellement de la nourriture lourde demande beaucoup d'énergie au système digestif. Cette énergie, qui doit normalement être destinée à digérer et à éliminer les toxines, doit être bien répartie.

D'où l'importance de prêter attention aux combinaisons alimentaires réalisées à chaque repas (voir page 33).

Il faut également se contenter de remplir l'estomac aux trois quarts à chaque repas. Cela nécessite de manger lentement et en conscience, afin de ne pas prendre l'habitude de trop manger.

La digestion demande beaucoup d'énergie. Lorsqu'elle est moins sollicitée, cette énergie est redistribuée et favorise alors l'expulsion des toxines. En somme, quand le corps n'est pas occupé à digérer, il se nettoie. Telle est la fonction du corps, au même titre que lorsque le système nerveux sympathique est utilisé, le système parasympathique qui a pour but de nettoyer et de recharger les batteries énergétiques du corps ne peut fonctionner. Il est primordial d'instaurer un équilibre entre l'action et le repos. C'est pourquoi ce programme propose des aliments faciles à digérer : afin que vous puissiez retrouver votre vitalité et nettoyer en profondeur votre corps !

PROGRAMME
DE LA SEMAINE 1
PHASE DE PRÉPARATION

Les objectifs

Cette semaine, il vous faudra tout d'abord éliminer ou réduire l'absorption de toxines liée notamment à la consommation d'alcool, de café, de sucre raffiné, de produits laitiers (lait, fromage, yaourt) à base de lait de vache, de nicotine, de produits alimentaires transformés, industrialisés, contenant des produits de conservation (amidon et glucose de maïs...) tels les plats préparés, d'additifs et aliments contenant du gluten (pains, pâtes, farine de blé...).

Éliminer les produits les plus allergènes : maïs, produits laitiers, sucre, soja, œufs, gluten, arachides.

Alcaliniser le corps par la consommation renforcée de fruits et légumes, de jus verts, de chlorophylle, de jus d'herbe de blé, de tisane d'ortie, d'eau citronnée, de superaliments (voir annexes pages 161 et suivantes).

Ajouter des nutriments, dans une salade de légumes par exemple, avec beaucoup de légumes verts à feuilles, de légumes verts, de crucifères lors du repas du midi et du soir. Vous pouvez aussi ajouter des jus verts ou jus de légumes fraîchement extraits ou encore des potages de légumes à votre routine. Mangez des fruits dès le petit matin : bol de fruits, smoothies... Ne les mélangez pas à d'autres aliments cependant : commencez par les fruits au petit déjeuner puis, si vous avez encore faim, arrêtez les fruits et passer au reste du petit déjeuner. Les légumes cuits et les salades devraient constituer environ 75 % de votre repas.

Vous assurer de bien éliminer ce que vous consommez. Si vous n'éliminez pas tous les jours, faites-vous une tisane laxative douce en soirée, ou suivez le protocole suggéré en annexe (voir page 160).

Bouger votre corps tous les jours, respirer de l'air frais tout en allant marcher dehors, faire circuler la lymphe par de l'exercice physique et calmer l'esprit avec le yoga, le qi gong ou le tai-chi.

Boire beaucoup d'eau (2 litres d'eau par jour). Débuter la journée avec le jus d'un demi-citron mélangé à 250 à 500 ml d'eau tiède. Essayez de boire votre premier litre d'eau avant midi.

Optimiser votre digestion. Remplissez seulement votre estomac aux trois quarts à chaque repas. Patientez quatre heures entre les repas, et évitez de grignoter. Terminez votre dernier repas de la journée trois à quatre heures avant d'aller vous coucher et prêtez bien attention aux combinaisons alimentaires que vous effectuez.

Ajouter certains des superaliments suggérés en annexe (voir pages 161 et suivantes) : ceux-ci ont pour but d'aider à l'élimination des toxines et d'introduire un maximum de nutriments de manière à optimiser votre énergie et votre vitalité.

Conseils pratiques pour y parvenir

- **Préférez** la cuisson à la vapeur.
- **Achetez** suffisamment de produits frais pour la semaine, idéalement des produits locaux et issus de l'agriculture biologique.
- **Planifiez** vos menus et les horaires de vos repas à l'avance afin d'éviter tout stress.
- **Mangez** beaucoup de légumes verts (en salade, en jus, en smoothie, en soupe ou en accompagnement).
- **Ajoutez** des graines germées et des pousses à votre salade.
- **Faites tremper** les légumineuses et les noix avant de les cuire et de les consommer.
- Lorsque vous avez faim, **buvez** de l'eau en priorité : buvez au minimum 2 litres d'eau par jour.
- **Débutez** la journée avec un verre d'eau ainsi qu'une tasse d'eau chaude citronnée.
- **Ajoutez** un superaliment vert comme le jus d'herbe de blé, la spiruline, un supplément vert ou une tisane d'ortie.
- **Allez** à la selle au moins une fois par jour, avec l'aide de plantes si besoin.
- **Buvez** un verre d'eau quinze minutes avant chaque repas. Vous pouvez aussi vous préparer une tisane d'herbes après chaque repas.
- **Allez marcher** après chaque repas, en particulier celui du soir. Il est temps d'intégrer des rituels dans votre routine quotidienne !
- **Remplacez** le café par une tasse d'eau chaude mélangée à du citron, du gingembre frais et du piment de Cayenne ou un thé vert, un thé chai, une tisane de plante médicinale (ortie, pissenlit, guimauve, avoine), ou encore un tonique (voir recettes pages 116 et 117).
- **Ajoutez** un repas liquide à certains moments de la semaine, que ce soit un smoothie au petit déjeuner ou une soupe/un potage pour votre repas du soir.

LES SUBSTITUTS AUX ALIMENTS À ÉVITER

Les boissons végétales, le fromage végétal, le fromage de chèvre ou de brebis, les protéines végétales, le pain complet, les grains entiers sans gluten : sarrasin, riz brun, riz sauvage, amarante, millet, quinoa... Le thé vert, la tisane, le sel de mer, le miel non pasteurisé, la stévia ou le sirop d'érable (avec parcimonie).

Les menus types

Petit déjeuner : commencez votre journée avec un smoothie, un bol de fruits, un bol de gruau sans gluten, un bol de chia à base de boisson à l'amande, de graines de chia, de graines, de noix et de fruits.

Repas du midi et du soir : une protéine avec des légumes cuits et une grande salade verte et/ou des légumes avec des graines germées, graines, noix et avocat.

Suggestions : les graines de chanvre, de citrouille et de tournesol sont très protéinées. Vous pouvez préparer une simple vinaigrette à base de tahin pour y ajouter de la matière.

Vous pouvez aussi préparer un ragoût avec tous vos légumes et légumineuses favoris. Utilisez vos épices et fines herbes préférées ou tout simplement des légumes cuits en purée avec un peu de sel de mer et une sauce à base de tahin par exemple.

Les kitchari, dhal ou bol végétaliens sont autant d'options délicieuses et saines.

Votre assiette devrait être composée de 50 % de légumes crus, 25 % de protéines ou grains entiers et 25 % de légumes cuits.

COMPOSITION DE VOTRE ASSIETTE

- Légumes crus
- Protéines ou céréales
- Légumes cuits

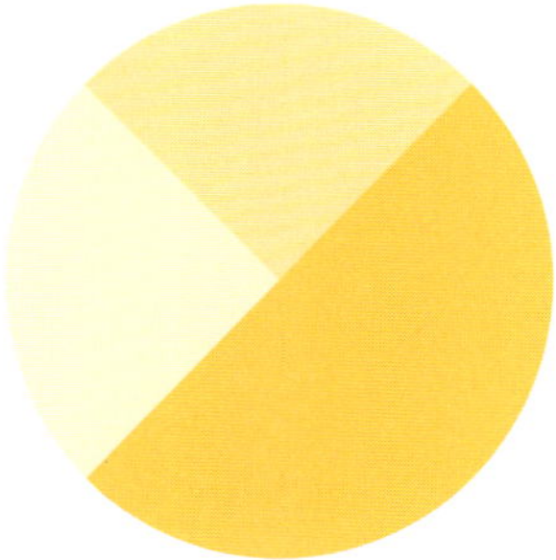

	LUNDI	MARDI	MERCREDI	JEUDI	VENDREDI	SAMEDI	DIMANCHE
MATIN	Bol de fruits et bol de gruau sans gluten (p. 41)	Bol de fruits et bol de chia (p. 41)	Smoothie fruits jaunes (p. 40)	Bol de fruits et bol de gruau sans gluten (p. 41)	Bol de fruits et bol de chia (p. 41)	Smoothie spiruline (p. 40)	Pain aux grains entiers sans gluten avec tomates et avocat
MIDI	Bol végétalien (p. 45)	Soupe équilibrante ayurvédique (p. 45)	Kitchari (p. 41)	Dhal (p. 42)	Kitchari (p. 41)	Bol végétalien (p. 45)	Soupe marocaine (p. 42)
SOIR	Dhal (p. 42)	Kitchari (p. 41)	Potage aux légumes racines (p. 46)	Soupe marocaine (p. 42)	Bol végétalien (p. 45)	Soupe équilibrante ayurvédique (p. 45)	Potage aux légumes racines (p. 46)

LES SMOOTHIES

Ces smoothies sont un excellent moyen de nourrir votre corps en lui apportant des nutriments essentiels. Faciles à digérer, à absorber, et rapides à faire, ils ont été conçus pour remplacer un repas (comme le petit déjeuner) ou comme collation pré ou post-entraînement.

SMOOTHIE AU CHIA

Ce smoothie à faible glycémie peut également être utilisé comme base : ajoutez-y alors les ingrédients de votre choix. Il est idéal dans cette cure, puisque la boisson à l'amande et les graines de chia fournissent quantité d'énergie.

470 ml de boisson à l'amande maison · 1-2 c. à soupe de graines de chia· 1 c. à soupe de poudre de lucuma ou de sirop d'érable ou 1 datte (si vous le préparez au mixeur)

Verser les ingrédients dans un mixeur, puis mélanger jusqu'à l'obtention d'une consistance lisse.

BOISSON À L'AMANDE MAISON

Pour préparer une boisson à l'amande maison, faire tremper 165 g d'amandes pendant la nuit ou pendant au moins huit heures (les amandes germées sont plus digestes). On peut en préparer en plus grande quantité et les conserver au réfrigérateur, à couvert et dans leur eau de trempage, pendant une semaine. On utilise un ratio de 1 pour 3, c'est-à-dire 1 dose d'amandes pour 3 doses d'eau. Il est possible d'ajuster l'eau pour obtenir une boisson plus ou moins épaisse selon ses goûts. Lorsque les amandes ont fini de tremper, bien les rincer dans une passoire puis les verser dans le bol d'un mixeur. Ajouter l'eau et mixer à haute intensité quelques minutes, jusqu'à ce que le mélange soit homogène et crémeux. Passer au tamis au-dessus d'un récipient pour récupérer la boisson à l'amande.

SMOOTHIE SPIRULINE

Voilà un smoothie énergisant à souhait !

470 ml de boisson à l'amande · 190 g d'épinards · 150 g de bleuet · 1 c. à soupe ou à café de spiruline · ½ pomme ou ½ banane · 1 c. à soupe de pollen d'abeille (facultatif) · 1 c. à soupe de graines de chia ou de lin (facultatif)

Verser les ingrédients dans un mixeur, puis mélanger jusqu'à l'obtention d'une consistance lisse.

SMOOTHIE FRUITS JAUNES

Ce smoothie aux fruits nettoie le corps et apporte quantité d'énergie.

250 g d'épinards · 220 g environ de fruits jaunes (mangue, banane, ananas, papaye) · 1 c. à soupe ou à café de spiruline · 1 c. à soupe de maca, d'ashwagandha ou shatavari (facultatif – tonique pour les femmes, voir la liste des superaliments en annexes, pages 161 et suivantes)

Verser les ingrédients dans un mixeur, y ajouter de l'eau et mélanger jusqu'à l'obtention d'une consistance lisse.

LES PETITS DÉJEUNERS

Un petit déjeuner plus consistant sera rassasiant tout au long de votre matinée. Ajoutez-y alors les ingrédients de votre choix, soyez créatif !

BOL DE CHIA

Verser environ 2 cuillerées à soupe de graines de chia pour un bol de boisson à l'amande. Bien remuer et laisser tremper 10 à 30 minutes jusqu'à ce que les graines commencent à gonfler (ou placer au réfrigérateur toute la nuit pour permettre aux graines de chia de bien absorber tout le liquide et d'épaissir). Puis, ajouter des fruits et de la purée d'amande, des graines ou des noix. Faites-vous plaisir !

BOL DE GRUAU
(AVOINE SANS GLUTEN OU FLOCONS DE SARRASIN)

Mettre à chauffer 125 g de flocons d'avoine ou de sarrasin dans 250 ml de végétale mélangée à de l'eau, puis y ajouter des pommes coupées en dés, ¼ de cuillère à café de cannelle et de muscade. Ou simplement ajouter des petites rondelles de banane après la cuisson ou des copeaux de noix de coco, des noix de Grenoble ou d'autres noix ou graines que vous aimez.

LES PLATS PRINCIPAUX

KITCHARI

Ce plat indien à base de riz et de lentilles constitue un bon repas protéiné. On l'utilise pour purifier le corps dans la tradition ayurvédique, car il équilibre tous les doshas (les différents types de constitutions physiques). Il est traditionnellement préparé avec du riz basmati blanc et des haricots mungo. Si vous ne trouvez pas de haricots mungo, essayez cette recette avec des lentilles corail.

1 pincée de poudre d'asafoetida (facultatif) • 2 c. à café curcuma en poudre • 1 c. à café de cumin (en graines ou en poudre) • 1 c. à café de coriandre moulue • 1 c. à café de fenouil en graines ou en poudre • 2 c. à soupe de ghee ou d'huile de coco • 1 morceau de gingembre râpé • 1 c. à café de graines de moutarde • 2 petits blancs de poireaux, ou à défaut des oignons • Des légumes au choix : courgettes, ignames, légumes verts à feuilles hachés (facultatif) • 100 g de riz basmati • 100 g de haricots mungo ou 90 g de lentilles de corail • Un peu de sel et de poivre au goût

Dans une casserole, faire revenir les épices dans l'huile de coco ou dans du beurre clarifié pendant 1 minute. Ajouter les graines de moutarde, les poireaux ou les oignons et les légumes au choix. Faire suer pendant 5 minutes. Rincer le riz et les lentilles ou les haricots mungo. Verser dans la poêle et couvrir d'eau. Saler et poivrer. Porter à ébullition, puis baisser le feu et laisser cuire pendant environ 15 minutes à feu moyen. Si nécessaire, ajouter de l'eau durant la cuisson pour que le riz ne sèche pas.

LES PLATS PRINCIPAUX

DHAL

Ce potage indien aux lentilles peut se déguster seul, comme une soupe, ou accompagné de riz ou de quinoa. Les épices utilisées sont bonnes pour la digestion, donc ajoutez-en plus que pas assez, cela dépend de vos goûts !

460 g de lentilles corail (bien rincer avant utilisation) • 1,6 l d'eau • 4-5 tomates hachées (facultatif) • 2,5 cm de gingembre râpé • 3 gousses d'ail hachées finement • 1 oignon haché finement • 1-2 c. à café de curcuma en poudre • 1 c. à soupe de ghee ou d'huile de coco • 1-2 c. à café de graines de cumin ou cumin moulu • ¼ de c. à café de flocons de piment rouge • 1-2 c. à café de coriandre moulue • 1-2 c. à café de graines de moutarde noire • 2 c. à café de sel • 1 petit bouquet de coriandre effeuillée • 150 g de pousses d'épinards (facultatif)

Dans un faitout, faire revenir les épices dans l'huile de coco ou le ghee pendant 1 minute, puis ajouter l'ail, le gingembre et l'oignon et faire suer 5 minutes. Verser les lentilles, l'eau, les tomates. Porter à ébullition et laisser mijoter environ 20 minutes ou jusqu'à ce que les lentilles soient tendres. Saler. À la fin de la cuisson, ajouter les pousses d'épinards et la coriandre. Bien mélanger et servir en soupe ou accompagné de riz basmati.

SOUPE MAROCAINE

Cette soupe peut se déguster seule ou accompagnée de riz ou de quinoa. En ce qui concernent les épices dans cette recette, elles ont pour but de faciliter la digestion, donc mieux vaut plus que pas assez !

1 gros oignon coupé en dés • 2 gousses d'ail émincées • 1 c. à soupe d'huile de coco • 800 g de pois chiches cuits et égouttés • 300 g de tomates fraîches coupées en dés • 1 l de bouillon de légumes • 1 c. à café de cannelle • 1 c. à café de cumin • 1 c. à café de paprika • ¼ de c. à café de poivre de Cayenne • 1 c. à café de sel • ½ c. à café de poivre • 380 g d'épinards frais et hachés • Un peu d'huile d'olive extra-vierge (facultatif)

Faire revenir les oignons et l'ail dans l'huile de coco. Ajouter les pois chiches, les tomates, le bouillon de légumes et les épices. Laisser mijoter à feu doux pendant environ 40 minutes. Juste avant de servir, ajouter les épinards frais.

DHAL

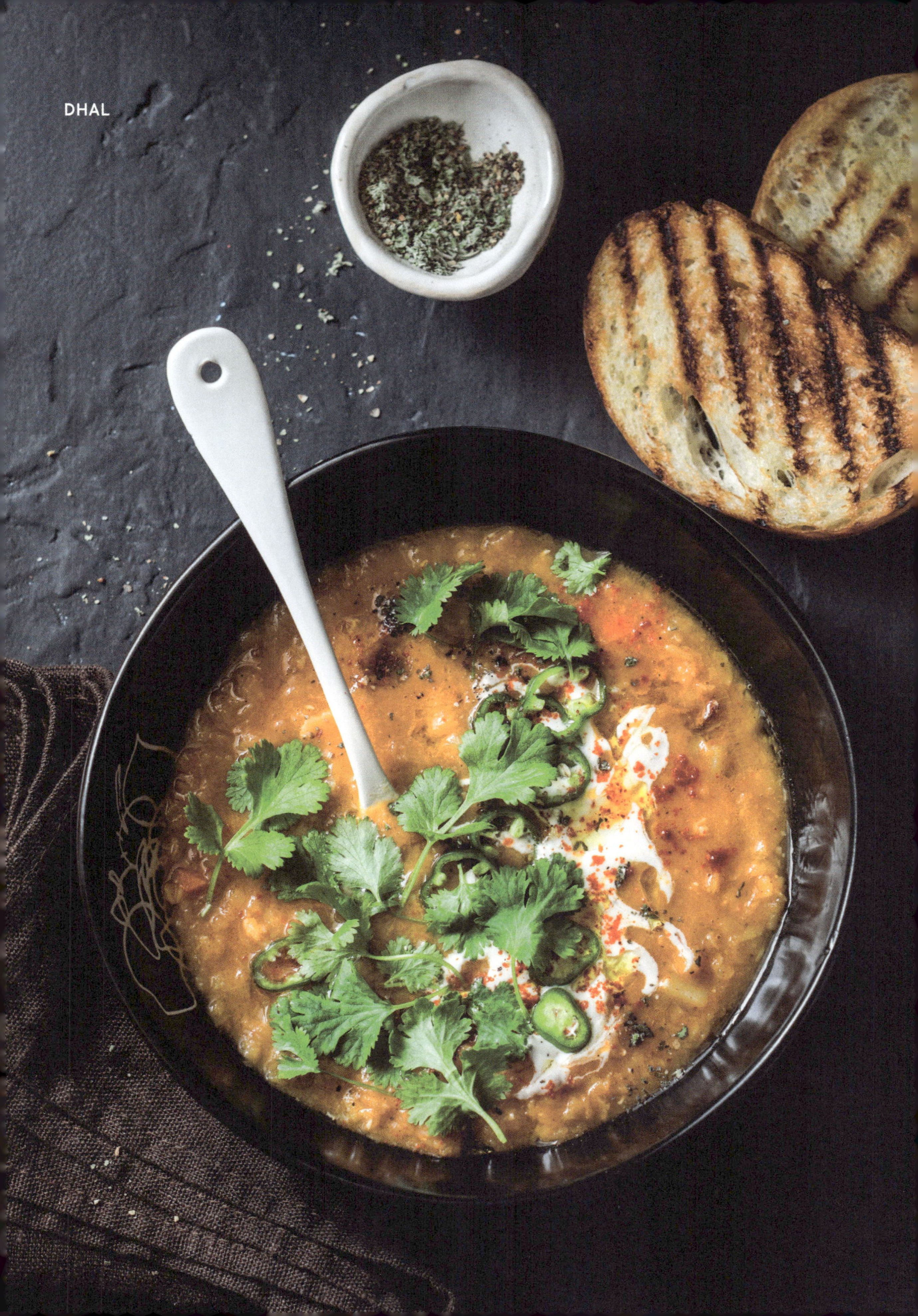

BOL VÉGÉTALIEN

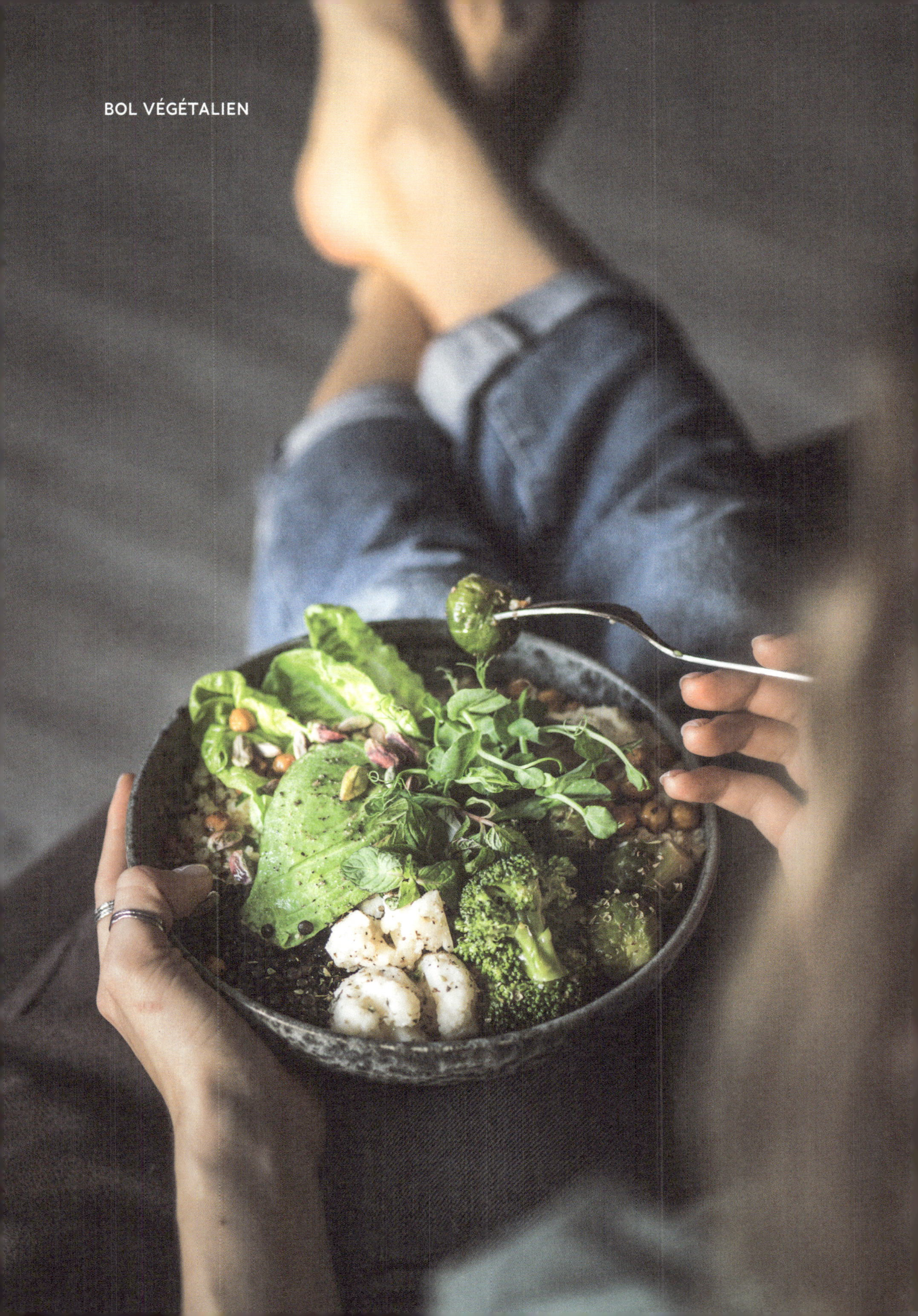

LES PLATS PRINCIPAUX

BOL VÉGÉTALIEN

N'hésitez pas à varier les légumes à chaque préparation.

150 g de brocoli ou 300 g de chou-fleur coupé en dés • ¼ c. à café de flocons de piment rouge ou de poivre de Cayenne ou 1 c. à café de curry • Un peu de sel • 2 c. à soupe ghee ou d'huile de coco • 2 gousses d'ail (facultatif) • ½ c. à café de curcuma en poudre • ¼ de c. à café de cumin en poudre • ¼ de c. à café de poivre noir • 1 c. à café de curry • 190 g de pois chiches cuits • 200 g de petits pois • 125 g de légumes à feuilles (blette, chou frisé, moutarde verte, chou vert, épinards) • Vinaigrette de tahin (préparée à partir de 2 c. à soupe de tahin et 2 c. à soupe d'eau bien mélangées ou voir la recette de sauce au tahin qui suit)

Dans une poêle, faire revenir 1 minute l'ail et les épices dans l'huile de coco ou le ghee. Ajouter les pois chiches, les petits pois et le reste des légumes et faire cuire environ 5 minutes en remuant fréquemment. Servir dans un bol avec une vinaigrette ou une sauce au tahin.

SAUCE AU TAHIN

3 c. à soupe de jus de citron frais ou de vinaigre de cidre de pomme • 85 ml de tahin cru • 1 c. à soupe de tamari • 1 c. à soupe de gingembre (facultatif) • 1 gousse d'ail hachée (facultatif) • 1 c. à soupe de miel ou de sirop d'érable (facultatif)

Mélanger tous les ingrédients, puis ajouter un peu d'eau tout en mélangeant pour liquéfier la préparation jusqu'à obtenir la consistance désirée.

SOUPE ÉQUILIBRANTE AYURVÉDIQUE

Cette soupe est équilibrante en plus d'être un pur délice !

½-1 c. à soupe d'huile de coco • 3 asperges coupées en morceaux • 1 courgette coupée en dés • 500 ml d'eau • 1 feuille de blette à carde hachée • 3 feuilles de kale hachées • 1 grande feuille verte de chou cavalier hachée • 1 poignée d'épinards • 1 poignée de persil • 1 poignée de coriandre • 125 g de glaçons • 1 poignée de noix de cajou trempées et égouttées • 1 grosse pincée de sel marin

Mettre l'huile de coco dans un faitout, faire chauffer à feu moyen, ajouter les asperges et les courgettes, mélanger. Verser 250 ml d'eau et couvrir pendant 1 minute. Ajouter les feuilles de chou cavalier, de chou kale, et de blette et couvrir jusqu'à ce que les légumes tournent au vert vif. Retirer du feu et ajouter épinards, coriandre et persil, remuer et couvrir pendant 2 minutes. Ajouter le reste de l'eau et les glaçons au mélange. Saler, ajouter les noix de cajou et mixer jusqu'à l'obtention d'une consistance lisse. Ajuster l'épaisseur de la préparation en y ajoutant un peu d'eau si nécessaire. Cette soupe se consomme aussi bien chaude que tiède.

LES PLATS PRINCIPAUX

POTAGE AUX LÉGUMES RACINES

Un boost de vitamines et minéraux.

1 c. à soupe d'huile • 1 l d'eau • 1 patate douce épluchée et coupée en dés • 1 panais épluché et coupé en petits dés • 2 carottes épluchées et coupées en petits dés • 1 oignon jaune moyen émincé • 2 gousses d'ail hachées • 2,5 cm de racine de curcuma frais et râpé finement • 1 c. à café de cumin en poudre • 1 c. à café de chili en poudre

Dans un faitout, faire revenir l'ail et l'oignon dans l'huile et laisser suer quelques minutes. Ajouter le reste des ingrédients, porter à ébullition et laisser mijoter à feux doux pendant 20 minutes. Réduire en purée au mixeur et servir.

LES JUS

Les jus sont un excellent moyen de nourrir le corps en lui apportant des vitamines, des minéraux et autres nutriments et enzymes qui, d'une certaine façon, l'aideront à expulser les toxines et à relancer un système immunitaire léthargique. Les jus n'exigent pratiquement aucune énergie digestive et sont facilement assimilables par l'organisme. Ils sont très alcalins et aident à équilibrer le pH du corps.

JUS VERT DE VERT

Un tonique pour le corps. Hydratant et anti-inflammatoire.

2 concombres • 3 tiges de céleri • 6 feuilles de kale • 1 poignée de persil • 1 morceau de gingembre • 1 citron vert épluché • ½ pomme (facultatif) • 2 morceaux de curcuma (facultatif)

Passer l'ensemble des ingrédients à la centrifugeuse avant de déguster. Adapter la quantité de chaque ingrédient au goût !

JUS VERT DE VERT

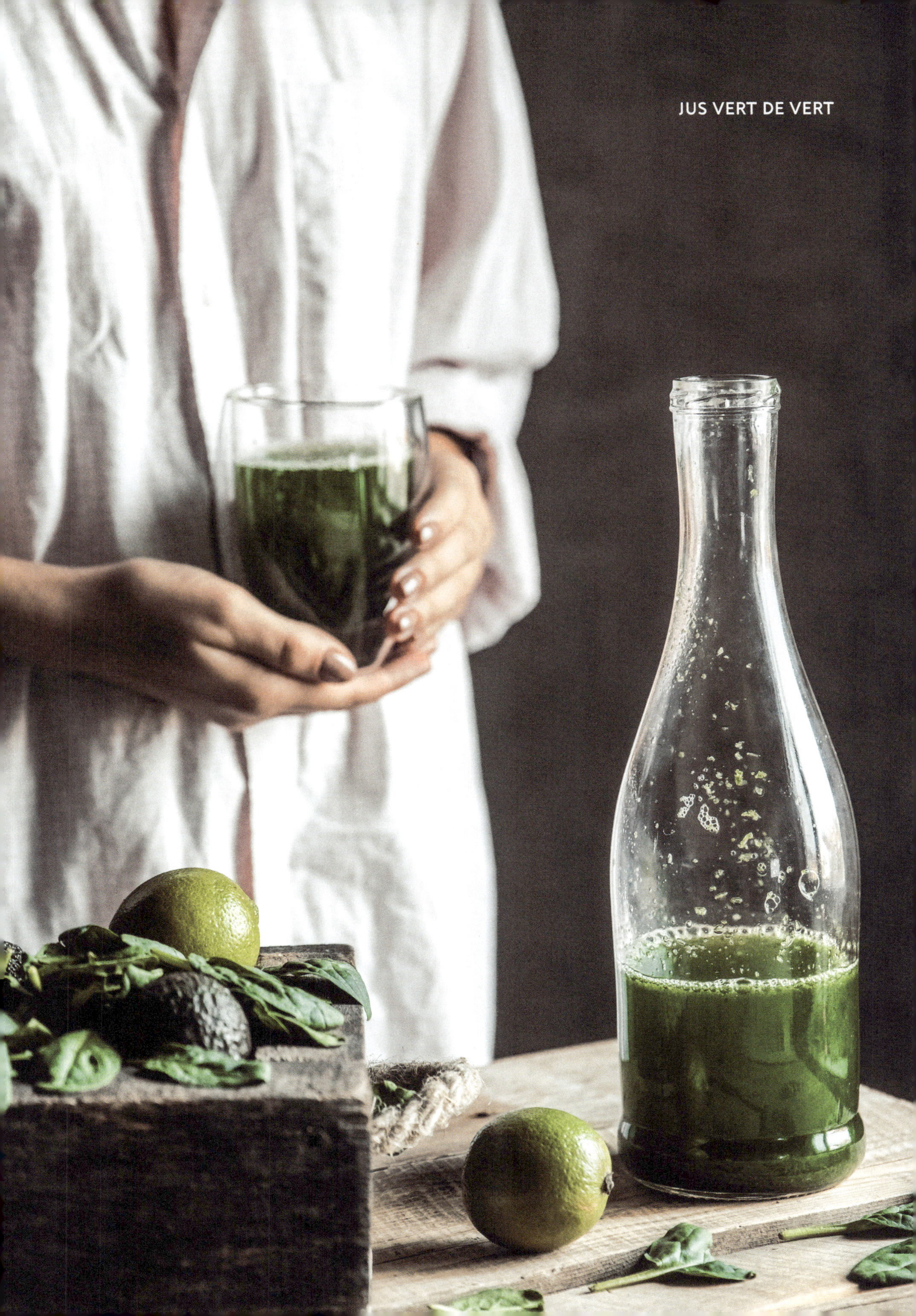

Les exercices

SE FIXER DES OBJECTIFS POUR LE DÉFI ET POUR LA SEMAINE

Vous êtes le créateur de votre vie, vous la façonnez par vos pensées, vos actions, votre attitude. Il est donc important de faire en sorte que celles-ci s'accordent avec vos désirs et aspirations. Gardez en tête la perspective de votre réussite et reporter cet objectif par écrit. Affichez-le enfin là où vous pourrez le voir tout au long de la journée, comme un mémo.

Tout d'abord, formulez votre intention et les objectifs qui vous motivent dans l'accomplissement de cette première semaine de défi de transformation (référez-vous à la section « se fixer des objectifs » page 19, afin de vous aider dans la définition de vos objectifs).

Il est important que votre intention (ou objectif) soit clairement définie, spécifique et précise, mesurable en termes de résultats qualitatifs ou quantitatifs, ambitieuse pour qu'elle représente un défi, qu'elle vous motive, et qu'elle soit réaliste et réalisable, définie dans le temps avec une date butoir et même des dates intermédiaires afin de faire de bons suivis. Décrivez vos intentions de façon précise avec de plus petits objectifs à accomplir chaque semaine et faites-vous un plan d'action avec des tâches à accomplir chaque jour !

Voici des questions qui pourront vous aider à définir vos objectifs :

1. **Définir mes objectifs :** qu'est-ce qui vous pousse à vouloir suivre ce programme en ce moment ? Que désirez-vous apporter comme changement pour vous-même ? Y a-t-il une habitude alimentaire à briser (sucre, sel, produits laitiers, gluten...) ? Désirez-vous modifier votre alimentation, votre mode de vie, prendre plus soin de votre corps et de votre vitalité ?

2. **Trouver mes alliés, mes blocages :** pourquoi désirez-vous cela ? Quelles sont les émotions qui vous poussent à vouloir apporter ces changements ? Quels sont les excuses, les doutes qui vous empêcheraient d'atteindre votre objectif ? Soyez très attentif à votre discours interne et reprenez-vous lorsque vous en prenez conscience : « Je n'y arriverai jamais. » VS « Chaque jour, je choisis de faire un pas de plus pour la santé de mon corps et de mon esprit. »

3. **Quels sont les impacts à plus grande échelle :** quel est l'impact des changements que vous désirez apporter, sur vous, votre famille, vos collègues, votre

communauté ? Comment visualisez-vous le résultat final ? Comment saurez-vous que vous avez atteint votre objectif ?

4. **Passer à l'action :** quelles sont les actions concrètes que vous allez mettre en avant chaque jour jusqu'à atteindre votre objectif ? Quels sont les plus petits objectifs que vous pourriez vous fixer chaque semaine pour alléger et faciliter le chemin vers la victoire ?

Voici un exemple qui illustre la manière de préparer vos objectifs :

Objectif : je désire me sentir plus énergique, me réveiller en super forme dès le petit matin et garder cette énergie tout au long de la journée afin d'accomplir ma journée de travail, avoir l'énergie nécessaire pour prendre soin de moi (être actif tout au long de la journée) et de ma famille (préparer des repas santés et passer du temps de qualité avec elle). J'aimerais retrouver la forme, la vitalité d'ici la fin mon parcours de vingt-et-un jours, augmenter mon niveau d'énergie de 4/10 à 10/10, manger des repas santé tous les jours, passer du temps de qualité avec ma famille et bouger mon corps tous les jours.

Plan d'action :
- être actif tous les jours (yoga, tai-chi...) ;
- préparer les repas selon les combinaisons alimentaires et ajouter un maximum de nutriments (fruits et légumes) ;
- prendre l'air chaque jour ;
- privilégier des temps de qualité avec ma famille au quotidien ;
- consommer des superaliments ;
- réduire, voire stopper les intrants de toxines (sucre, café, aliments transformés).

Petits objectifs :
Semaine 1 : pratiquer une activité physique au moins 3 fois cette semaine, aller marcher au moins 3 jours sur l'heure du déjeuner, réduire sa consommation de café à 1 café par jour, arrêter le sucre, consommer des superaliments le matin.
Semaine 2 : pratiquer une activité physqique au moins 5 fois cette semaine, aller marcher au moins 5 jours sur l'heure du déjeuner, remplacer le café par un thé, une tisane ou un tonique de superaliments une journée sur deux, arrêter le sucre, consommer des superaliments le matin, préparer les repas en famille 3 fois cette semaine.
Semaine 3 : pratiquer une activité physique tous les jours, aller marcher tous les jours sur l'heure du déjeuner, remplacer le café par un thé, une tisane ou un tonique, arrêter le sucre, suivre les combinaisons alimentaires et ajouter un maxi-

mum de légumes aux repas du midi et du soir, consommer des superaliments le matin, préparer les repas en famille 3 fois cette semaine et passer un temps de qualité ensemble (jouer à un jeu de société, jouer dehors...).

ORGANISER SON JOURNAL DE BORD

Souvenez-vous : au début de ce défi, je vous ai invité à présenter vos objectifs sous la forme d'un tableau dans lequel chaque colonne serait consacrée à la date, à votre menu, aux défis que vous souhaitez réaliser, à vos symptômes, aux changements que vous constatez, aux difficultés que vous rencontrez, à votre poids, aux actions à mettre en œuvre pour sortir de votre zone de confort...

C'est le moment d'organiser votre journal de bord en y intégrant vos objectifs et défis pour le défi et pour la semaine à venir ! Voici quelques idées pour éveiller votre imagination :

- **boire** 2 litres d'eau par jour ;
- **faire** de l'exercice ;
- **composer** des assiettes remplies à 75 % de légumes ;
- **effectuer** une bonne action ou complimenter quelqu'un chaque jour ;
- **accomplir** une tâche que je reporte depuis longtemps ;
- **réaliser** une action qui me fasse sortie de ma zone de confort ;
- **me féliciter,** créer plus de gratitude et écrire 3 choses pour lesquelles j'ai de la gratitude aujourd'hui.

EXEMPLE DE TABLEAU DANS LE JOURNAL DE BORD

Semaine 2 Objectifs / Jours	**1**	**2**	**3**	**4**	**5**	**6**	**7**	**Objectifs atteints**	
Faire de l'exercice tous les jours (au moins 5 fois par semaine)	x	x		x		x		4/5	J'y arrive
Suivre les combinaisons alimentaires		x	x	x	x			4/7	J'y arrive
Remplacer le café par un thé, une tisane ou un tonique (un jour sur deux)		x		x		x	x	4/4	Victoire
Aller marcher tous les jours sur l'heure du déjeuner (au moins 5 fois par semaine)	x		x		x	x	x	5/5	Victoire
Arrêter le sucre	x	x	x		x		x	5/7	J'y arrive
Ajouter un maximum de légumes aux repas du midi et du soir	x	x	x	x	x	x	x	7/7	Victoire
Consommer des superaliments tous les matins	x	x	x	x	x	x	x	7/7	Victoire
Préparer les repas en famille 3 fois cette semaine			x		x		x	3/3	Victoire
Passer un temps de qualité ensemble (jouer à un jeu de société, jouer dehors…)	x		x			x	x	4/7	J'y arrive
Ajouter un maximum de légumes aux repas du midi et du soir	x	x	x	x	x	x	x	7/7	Victoire
Symptômes ou difficultés rencontrés									
Poids ou tour de taille									
Changements remarqués (humeur, teint, énergie…)									

N'oubliez pas de célébrer chaque petite victoire. Quelle sera votre récompense à vous-même ? Un rendez-vous au spa, un soin facial, un livre, une journée avec un ami, une journée de ski en famille ?

ANALYSER SON RAPPORT À LA NOURRITURE

Les questions qui suivent visent à susciter une réflexion personnelle autour de votre relation à la nourriture, mais surtout de comprendre votre historique, prendre conscience de ce qui vous a été inculqué étant jeune, des croyances que l'on vous a transmises et ainsi faire un parallèle avec ce qui sonne juste pour vous aujourd'hui, considérant votre expérience et vos connaissances acquises au cours des années. Lorsque vous devenez plus conscient de vos comportements et comprenez quelles en sont les motivations ou leurs sources, il devient beaucoup plus facile de les modifier et d'adopter de nouvelles habitudes. Ce petit questionnaire vise à faire émerger des prises de conscience importantes quant à votre évolution et vous soutiendra dans la réussite de vos objectifs. Je vous invite à répondre à ces questions et à conserver vos réponses dans votre journal de bord.

1. **Quelle est l'attitude de votre famille face à l'alimentation ?** Avez-vous été habitué aux repas de famille étant enfant ? Avez-vous mangé des plats faits maison ? Y a-t-il eu beaucoup de sucre dans votre alimentation ? Avez-vous été récompensé par de la nourriture ou des sucreries ? Avez-vous été obligé de terminer vos repas même lorsque vous n'aviez plus faim ? Selon vous, vos parents entretiennent-ils une relation saine à l'alimentation ?
2. **Avez-vous déjà eu des comportements de dépendance liés à l'alimentation ?**
3. **Est-ce que votre état émotionnel affecte la manière dont vous mangez et ce que vous mangez ?** Êtes-vous un mangeur émotionnel ou compulsif ? Avez-vous envie d'aliments, en particulier en période de stress ou émotive ? Mangez-vous beaucoup (trop ?) d'un certain type de nourriture ?
4. **Est-ce que vous mangez souvent ?** Mangez-vous souvent à l'extérieur ? Mangez-vous sur le pouce ou prenez-vous le temps ? Aimez-vous cuisiner ?
5. **Entretenez-vous une relation de dépendance avec la caféine et/ou les sodas ?**
6. **Faites-vous pousser vos propres fruits et légumes ?** Envisagez-vous faire pousser ou de préparer votre propre nourriture ? Est-il important pour vous de connaître la provenance des aliments que vous consommez ?

Suite à cet exercice, peut-être aurez-vous envie d'en savoir plus en ce qui concerne les rages alimentaires, rendez-vous à la page 68 pour en apprendre plus sur le sujet.

Les pratiques énergétiques

LA RESPIRATION YOGIQUE COMPLÈTE

Asseyez-vous le dos bien droit avec les deux mains placées sur vos genoux, la paume des mains vers le haut ou contre vos genoux. **La respiration yogique complète** consiste à remplir complètement les poumons d'air, ce qui implique l'élévation du ventre, du thorax et des épaules, puis de vider complètement l'air des poumons et de libérer l'air vicié qui se trouve dans la partie la moins utilisée de nos poumons. Cet exercice aide à calmer l'esprit et est propice à la méditation.

Faites ces respirations longues, profondes et régulières pendant 1 à 3 minutes, ou en un cycle de 8 respirations.

LA « RESPIRATION PAR LE FEU »

Si vous vous sentez fatigué, la « respiration de feu » vous redonnera de l'énergie.

Asseyez-vous, le dos bien droit avec les deux mains placées en Gyan mudra (ou chin mudra) : rapprochez l'extrémité de votre pouce et de votre index de manière former un cercle, et gardez les trois autres doigts tendus, paume de la main vers le haut (ou vers le bas).

Commencez à respirer par le nez de façon régulière, rapide et consciente. Inspirez et contractez l'abdomen avant de faire sortir l'air puissamment. Laissez ensuite le diaphragme reprendre sa place et l'air entrer à nouveau dans vos poumons, sans faire aucun effort.

Faites un cycle de 8 à 21 respirations et répétez le cycle 3 fois.

Pour terminer, inspirez et retenez votre respiration pendant 10 à 60 secondes.

Ensuite, observez l'énergie (picotements) circuler dans tout le corps. Relâchez la respiration et concentrez-vous sur le flux naturel de votre respiration. Remarquez comme votre esprit et vos émotions ont changé.

SEMAINE 2

PHASE DE RÉGÉNÉRATION

Vous voici maintenant à la 2e semaine de votre défi de vingt-et-un jours. Cette cure de régénération et rajeunissement est conçue pour vous redonner santé et vigueur. C'est par l'introduction de nouvelles habitudes de vie ainsi qu'une alimentation à base de végétaux et de superaliments visant à nettoyer les corps physique et mental que vous fournirez tous les nutriments nécessaires à un corps et un esprit vibrants d'énergie, de vitalité et de clarté.

Cette phase de régénération, prévue pour cette 2e semaine, est destinée à vous octroyer un maximum de nutriments et donner un répit à votre système digestif afin de ramener énergie et vitalité.

La santé et l'énergie sont toujours présentes, il s'agit seulement d'offrir le meilleur environnement pour les laisser émerger. C'est en donnant un certain répit à notre système digestif ainsi qu'à nos organes éliminatoires que la magie s'opère.

Les organes éliminatoires

L'APPAREIL DIGESTIF ET SON ANATOMIE

De la bouche jusqu'à l'anus, le rôle de l'appareil digestif est de réduire les éléments assimilables de la nourriture à leur plus simple expression, afin que le corps puisse assimiler tous les nutriments nécessaires à son bon fonctionnement, à travers la circulation sanguine et lymphatique, puis d'éliminer ce qui n'est pas assimilable.

La bouche : la mastication est la première étape de digestion. Les dents déchiquettent les aliments et la salive, riche en enzymes, prépare ces aliments déjà déchiquetés par les dents à être reçus par l'œsophage, puis par l'estomac. Cette étape est nécessaire à une bonne assimilation des nutriments.

Les muqueuses : ce sont les tissus internes de notre appareil digestif, en partant de la bouche jusqu'à l'anus. Elles absorbent l'eau plus facilement que la peau et sont tapissées d'un mucus qui a pour but d'entourer les toxines ou les éléments irritants de manière à protéger le corps et ses organes.

L'estomac : il assure la digestion par la transformation chimique en utilisant le suc gastrique (acide chlorhydrique et enzymes) dans le but de finaliser le broyage des aliments en minuscules particules afin que l'intestin grêle puisse absorber les nutriments. L'estomac décompose les molécules des aliments en plus petites molécules, de manière que la digestion se poursuive dans l'intestin grêle où les molécules seront transformées en nutriments assimilables.

L'intestin : l'intestin grêle a pour but d'assimiler les glucides, les lipides, les protéines. Il est recouvert de plis et de villosités, ce qui augmente sa surface d'échanges avec notre réseau sanguin.

LE COLON

Le colon mesure environ 1,5 mètres de long. Son rôle est de stocker les déchets, de récupérer l'eau, de maintenir l'équilibre hydrique et de fabriquer certaines vitamines comme la vitamine K. C'est dans le colon que l'absorption de l'eau et des électrolytes se produit. Cette fonction du colon est chapeautée par notre système nerveux et hormonal : c'est d'ailleurs le système nerveux qui contrôle les sécrétions tout au long de la digestion ! Notre système endocrinien intervient dans la production de l'aldostérone qui favorise l'élimination du potassium et l'absorption du sodium : tous deux sont des éléments essentiels qui régissent les influx nerveux dans tout le corps, de la tête au pied.

La santé globale commence par le colon !

Une bonne élimination évite la pollution du corps, qui passe par des procédés de fermentation et de putréfaction dans le colon. C'est pourquoi il est important d'éliminer régulièrement afin d'éviter de s'intoxiquer. En effet, si les déchets ne sont pas évacués quotidiennement, le colon réabsorbe une partie des toxines.

Le colon récupère les aliments broyés, mais aussi les déchets issus de l'acidité et des toxines créés par le corps et les cellules.

Le processus de digestion demande énormément d'énergie à notre corps, et donc à nos cellules. Il est important de comprendre que chaque cellule fonctionne de la même façon que le corps : elle sollicite de l'énergie (glucose + oxygène) afin d'exécuter les tâches qui lui sont spécifiques et elle libère ensuite les déchets issus de cet effort énergétique. Des déchets sont donc créés par nos cellules, pour ensuite être transportés vers les portes de sortie, les émonctoires, à travers la lymphe.

Alors si nos émonctoires fonctionnent au ralenti, il y a un risque de réabsorber ces toxines, d'où l'importance de bien éliminer surtout lorsque nous accumulons deux à cinq repas par jour. De plus en plus d'études démontrent que les problèmes de santé prennent racine dans l'intestin lorsque celui-ci n'élimine pas convenablement. Cela est bien souvent lié à notre mode de vie, au type de nourriture que nous consommons, au stress, à un manque d'énergie...

Plus la nourriture est transformée et composée d'additifs quels qu'ils soient, plus elle devient compliquée à être digérée, et ce dès le début du processus de digestion (estomac et intestin grêle), plus le corps force le voyage de ces aliments vers la sortie sans prendre le temps d'en absorber les nutriments. C'est ainsi que le corps devient sous-alimenté, déminéralisé, dévitalisé.

Les bonnes et les mauvaises bactéries : les bactéries présentes dans notre intestin ont pour fonction de neutraliser les acides et d'éviter toute invasion toxémique et/ou fongique. Elles sont gardiennes de l'équilibre dans l'intestin. En somme, il n'y a pas de mauvaises bactéries, seulement des bactéries qui s'adaptent aux nécessités de notre terrain.

En cas de déséquilibre, il est important d'augmenter l'ingestion de bactéries « amies » afin de reconstituer sa flore intestinale : probiotiques (kéfir, miso, kimchi, chou fermenté) et prébiotiques (ail, oignon, artichaut).

Les fibres : elles sont utiles lorsque l'on souhaite ralentir le transit intestinal afin de favoriser l'absorption des nutriments. Elles régulent le taux de sucre de certains aliments, abaissent notre glycémie, absorbent le cholestérol et agissent en fait comme un « balai intestinal ». Bref, elles sont essentielles à la digestion et à l'élimination. On recommande de consommer 30 à 50 g de fibres par jour. On en trouve principalement dans les végétaux comme les fruits, les légumes, les légumineuses ou encore les grains entiers.

Le transit : il faut compter normalement entre 18 et 28 heures (plus ou moins 24 heures) entre l'ingestion et l'élimination des aliments. Nous pourrions répartir ce temps de transit en quatre étapes :

- **Le temps nécessaire pour l'estomac de broyer les aliments,** qui varie entre 3 et 4 heures ;
- **l'étape destinée à l'absorption intestinale,** qui est d'une durée de 6 à 7 heures ;
- **une période de 7 heures** pendant laquelle les résidus alimentaires passent dans le côlon et descendent peu à peu vers le rectum, où ils resteront pendant au moins 6 heures avant d'être évacués par l'anus ;
- **le temps de digestion et de transit varient selon l'état de santé,** un système digestif optimal ou non, le mélange et l'ordre des aliments ingérés et le niveau de fatigue.

Certains aliments demandent moins de temps que d'autres dans le processus de digestion. C'est un fait intéressant à savoir, puisque digérer est la fonction physiologique qui requiert le plus d'énergie ! On peut donc choisir où engager cette énergie, en adaptant notre alimentation en conséquence. Par ailleurs, plus un aliment est riche en eau, plus le transit sera rapide.

Voici une idée du temps nécessaire (approximatif) à l'estomac pour faire son travail selon différentes catégories d'aliments :

- **jus de fruits :** 15 minutes
- **fruits :** de 20 à 60 minutes
- **graines germées :** 1 heure
- **légumes verts et à index glycémique bas :** 1 heure à 1 heure 30
- **légumes féculents (pommes de terre, maïs, carottes ...) :** 1 heure 30 à 2 heures
- **céréales :** 2 à 3 heures heures
- **protéines végétales :** 3 heures
- **noix et graines :** 3 à 4 heures

Ces temps de séjour dans l'estomac sont intéressants à prendre en compte dans le cadre des combinaisons alimentaires et de l'ordre d'ingestion des aliments Par exemple, comme les fruits se digèrent très rapidement, il est important de les consommer l'estomac vide afin d'éviter la fermentation des sucres lorsqu'ils sont consommés à la fin d'un repas.

À titre indicatif, une bonne élimination se constate notamment par l'aspect des selles. En temps normal, la selle a tendance à flotter. Elle mesure environ 10 à 15 centimètres de long, présente un aspect lisse, est peu odorante et laisse peu de résidus sur le papier. Si le transit se fait de façon optimale, vous devriez avoir une selle pour chaque repas[1].

Pour maintenir ses intestins en bonne santé, il convient de favoriser une alimentation riche en fibres végétales, une diète comprenant au minimum 50 % d'alimentation vivante (fruits, légumes, graines germées), de manger de façon modérée, de ne remplir son estomac qu'aux trois quarts à chaque repas, de bien mastiquer (entre 20 et 50 mastications), de manger trois repas par jour et de ne pas grignoter avant le coucher, de nettoyer son corps au minimum une fois par an (en appliquant le programme complet de cet ouvrage). 25 % de votre assiette devrait par ailleurs contenir des protéines. Évitez enfin les acidifiants comme le café, le sucre et l'alcool, réservez les médicaments pour les cas d'urgence, pratiquez une activité physique régulière et tâchez de consommer beaucoup de légumes verts (pour leur chlorophylle).

1 Dr Bernard Jensen, *Intestin libre : se soigner et se purifier par l'hygiène intestinale*, Macro Éditions, 2019

LA PEAU

On considère la peau comme un troisième rein. Ses fonctions sont de maintenir la température corporelle, de protéger le corps des microbes et bactéries à l'origine des infections, de retenir l'hydratation, de nous fournir des informations importantes sur le froid ou la chaleur, le toucher et la douleur, grâce à ses multiples terminaisons nerveuses.

Qu'est-ce qu'une peau en bonne santé ? Une peau qui élimine bien les toxines, notamment par la transpiration, qui cicatrise bien, est bien hydratée et dont la texture est lisse et uniforme.

Pour maintenir sa peau en santé, il est important de pratiquer une activité physique modérée à intense au moins trois fois par semaine afin que le corps élimine les toxines par la transpiration. On peut aussi provoquer la sudation par des bains de vapeur, en passant par un sauna traditionnel ou un sauna infrarouge, en pratiquant des bains nordiques... On peut utiliser de l'argile verte ou appliquer de l'aloe vera en cas d'inflammation, prendre des bains de soleil (à condition de protéger la peau et de ne pas s'exposer quand le soleil est à son zénith). Il est bien sûr nécessaire, aussi, d'avoir une bonne alimentation ! N'hésitez pas enfin à masser ou à vous faire masser la peau régulièrement, et à brosser celle-ci à l'aide d'une brosse végétale.

LE BROSSAGE DE LA PEAU

Un brossage fréquent de la peau favorise l'élimination des déchets qui stagnent à sa surface, améliore le renouvellement cellulaire et lui redonne son éclat. Il permet une bonne circulation sanguine et lymphatique, ce qui facilite l'élimination des toxines et la réduction des bouffissures et de la cellulite. Préférez une brosse aux poils naturels et brossez la peau à sec avant la douche.

LES POUMONS

La respiration est votre premier aliment et il est indispensable à la vie. Les poumons assurent l'assimilation de l'oxygène qui permet ensuite de brûler le glucose afin de créer de l'énergie. C'est grâce à une bonne respiration et des poumons en santé que nous vaquons à nos multiples fonctions.

Pour maintenir ses poumons en bonne santé, il est recommandé de faire de l'exercice – notamment cardio-vasculaire – en plein air, d'avoir des plantes à la maison, de réduire les poussières et l'utilisation des produits domestiques chimiques et toxiques, de ne pas inhaler de substance comme la nicotine, de respirer profondément, de faire des exercices de respiration longues et profondes qui favorisent la régénération cellulaire du cerveau et du corps et d'aller dans la nature pour respirer l'air pur. Une gêne respiratoire doit être signalée au médecin rapidement.

On reconnaît des poumons en bonne santé à une respiration calme et profonde, claire et sans bruit, sans essoufflement pendant l'effort, à une bonne capacité à retenir sa respiration, à une absence de ronflements la nuit et sans accumulation de mucus le matin et à un métabolisme stable.

LES REINS

Les reins sont les filtres principaux du sang. Ils peuvent filtrer jusqu'à 190 litres de sang par jour, et ont pour principales fonction l'épuration du sang et l'élimination des déchets et du liquide en excès dans l'organisme. Ils permettent d'avoir un sang propre et alcalin. Les reins assurent, par filtration et excrétion d'urine, l'équilibre hydro-électrolytique du sang et de l'organisme. En plus de leur rôle de régulateur et de filtre, les reins produisent également plusieurs hormones, des vitamines et des enzymes dont la rénine (enzyme), indispensable à la régulation de la tension artérielle, l'érythropoïétine (hormone, la fameuse EPO) qui agit sur la moelle osseuse pour produire des globules rouges en quantité suffisante pour véhiculer l'oxygène dans l'organisme, et le calcitriol (hormone), forme active de la vitamine D, qui permet l'absorption du calcium par l'intestin et sa fixation dans les os, afin de garantir leur bon état et leur robustesse.

Pour maintenir ses reins en bonne santé, il convient d'avoir une bonne élimination d'urine jaune et de ne pas uriner plus de cinq fois par jour (selon la quantité d'eau bue et de sudation). Il est nécessaire de mener une vie loin du stress, de maintenir un poids de forme, de boire beaucoup d'eau pure, au minimum 1,5 litre par jour. Il est important d'avoir une alimentation aussi saine que possible, pauvre en sucre et en aliments raffinés, d'éviter l'alcool, de limiter le sel et de faire de l'exercice physique.

Les aliments soutenant la purification du corps

Il est important de connaître notre biochimie intérieure, et donc les nutriments nécessaires au bon fonctionnement du corps, pour comprendre le rôle des aliments que nous ingérons. Voici les principaux éléments participant au nettoyage du corps.

LES MINÉRAUX

Sous forme d'électrolytes (sodium, potassium, calcium, magnésium) ou d'oligo-éléments, les minéraux jouent un rôle clé dans l'activation des enzymes pour un bon fonctionnement des systèmes du corps, en particulier sur le système nerveux qui est à la source du fonctionnement global de tout le corps.

Le sodium : c'est l'élément jeunesse par excellence. Il permet l'assimilation des acides aminés par les intestins pour les aider à mieux fonctionner. En synergie avec le potassium, il contribue à l'équilibre acido-basique dans les liquides de l'organisme et permet la production d'acide chlorhydrique dans l'estomac. 60 % du sodium du corps humain se trouve dans ses fluides, 10 % dans ses cellules et le reste, enfin, se trouve dans les os.

Notre consommation quotidienne de sodium organique devrait tourner autour de 1 g[2]. Le chlorure de sodium (sel de table) n'est pas considéré comme une substance organique ; un excès de sa consommation peut causer des effets secondaires néfastes pour l'organisme comme une rétention d'eau, une sur-stimulation des glandes surrénales ou encore une élimination en trop grandes quantités de potassium, ce qui a pour conséquence de créer un déséquilibre.

Quelques aliments riches en sodium : les carottes, le cresson, le pissenlit, le kale, le fenouil, la betterave, le persil, les algues, le céleri, les épinards, les figues noires.

Le potassium : on l'appelle « l'alcalinisant », parce qu'il maintient l'équilibre acido-basique du corps, comme le sodium, tout en prévenant l'excès de sodium en établissant ainsi un état d'équilibre.

Le potassium est utilisé pour prévenir l'hypertension artérielle et réduire les risques d'accident vasculaire cérébral. Il est aussi recommandé pour éviter la formation des calculs rénaux : il favorise l'élimination des déchets par les reins.

2 https://www.canada.ca/fr/sante-canada/services/aliments-nutrition/saine-alimentation/sodium.html

Le ratio sodium/potassium joue un rôle majeur dans la transmission de l'influx nerveux à travers les cellules.

Quelques aliments riches en potassium : les légumes verts, les légumes à feuilles, les épluchures de pommes de terre, les abricots secs, les lentilles, les raisins, les bananes, les germes de blé, les pommes, les amandes, le vinaigre de cidre, les petits pois, le cresson, les algues, les épinards, les brocolis, la laitue.

Le bouillon d'épluchures de pommes de terre est reminéralisant et aide à drainer les acides des articulations (arthrite, rhumatismes) par la présence accrue de potassium.

BOUILLON D'ÉPLUCHURES DE POMMES DE TERRE

Les épluchures de 3 grosses pommes de terre • 4 carottes • 8 branches de céleri • 1 bouquet de persil frais

Récupérer les épluchures épaisses des pommes de terre après avoir bien nettoyé leur peau (utiliser les pommes de terre pelées dans une autre recette). Mettre les épluchures dans une casserole, ajouter les carottes et les branches de céleri coupées en morceaux, le persil haché, 2 litres d'eau. Faire mijoter le tout à feu doux environ 20 minutes, puis passer au tamis pour récupérer le bouillon. Pour rétablir votre équilibre interne, il faut consommer 3 à 4 tasses par jour.

Le magnésium : cet élément relaxant joue un rôle dans plus de trois cents réactions enzymatiques relatives à la production d'énergie et à la fonction cardiaque !

Il est important dans la gestion de l'énergie cellulaire, il sert aussi d'anti-stress, d'anti-inflammatoire, d'anti-allergique, de régulateur thermique. Il est nécessaire à l'ossification, aide le calcium à se fixer sur les os et, enfin, il régule le métabolisme glucidique et lipidique des tissus musculaires, cardiaques et nerveux.

Quelques aliments riches en magnésium : le chou, le pissenlit, l'ortie, le riz complet, les algues, les dattes, les noix du Brésil, les figues séchées, les abricots secs, les amandes et les noix, le seigle, l'orge, l'artichaut, la banane, le millet, l'avocat, les graines de tournesol, les épinards, le maïs.

Des bains au sel d'Epsom peuvent aider lors de carences en magnésium.

La silice : c'est la magnétique. On la trouve dans tous les organismes vivants : plantes comme animaux. Elle fait partie des tissus conjonctifs et de la peau, des cheveux, des ongles, des dents et du sang.

Elle contribue à la calcification des os, aide à la cicatrisation, maintient la flexibilité des vaisseaux et des artères, améliore le fonctionnement du système immunitaire et endocrinien, contribue à réduire l'inflammation dans le corps, prévient la prolifération de tissus graisseux et protège du vieillissement tous les tissus en général.

Quelques aliments riches en silice : l'avoine, l'orge, le varech, les noix, les graines, le riz, les céréales et grains entiers, les légumes à feuilles et les légumes verts foncés, la betterave et ses feuilles, les pommes de terre avec leurs épluchures, le raisin, les dattes, les figues, les baies, les épluchures de kiwi, les échalotes, les oignons, l'ail, les haricots, les épluchures de pommes et de poires, le pissenlit, la prêle des champs.

Le calcium : il est entreposé dans les os, dont il fait partie intégrante, et contribue à la formation de ces derniers, ainsi qu'à celles des dents, et au maintien de leur santé. Le calcium joue un rôle essentiel dans la coagulation du sang, dans le maintien de la pression sanguine et donc de la contraction des muscles, dont le cœur. Le calcium s'assimile et est métabolisé via la glande thyroïde (par la parathyroïde).

Quelques aliments riches en calcium : le cresson, les algues (petit goémon, varech, goémon blanc), tous les légumes à feuilles et les légumes verts, les noisettes, les figues, les tournesols, les amandes, les brocolis, les épinards, le sésame, le persil, le fromage au lait cru, le riz brun.

LES OLIGO-ÉLÉMENTS

Le sélénium : cet oligo-élément est présent dans le foie. Il aide l'organisme à se nettoyer, notamment en cas d'intoxication due à des métaux lourds et neutralise les déchets toxiques liés au tabac ou à l'alcool. Il est un antagoniste des métaux toxiques tels le plomb, le mercure, l'aluminium et le cadmium. Il soutient le système immunitaire et réduit les dommages oxydatifs causés par les toxines.

Quelques aliments riches en sélénium : le vinaigre de cidre, les navets, l'ail, les blettes, les noix du Brésil, le riz brun, les germes de blé, l'avoine.

Le zinc : comme le magnésium, il est nécessaire à l'action enzymatique. Il est responsable de l'entretien des tissus, du système immunitaire et de la détoxification des produits chimiques. Il protège les cellules contre les radicaux libres, il est nécessaire à la synthèse de l'ADN dans le cadre de la fabrication cellulaire. Enfin, il joue un rôle dans la régulation de l'insuline et il est un antagoniste aux métaux lourds.

Quelques aliments riches en zinc : les champignons shiitakés séchés, les légumineuses, les germes de blé, les graines de citrouille, les graines de sésame.

LES VITAMINES

Les vitamines sont des substances organiques nécessaires au bon fonctionnement du métabolisme. Elles sont indispensables au maintien des échanges vitaux dans le corps.

La vitamine C : elle est requise dans la synthèse du collagène et des globules rouges, contribue au système immunitaire, joue un rôle dans le métabolisme et l'absorption du fer, ainsi qu'un rôle d'antioxydant et d'anti-inflammatoire.

Quelques aliments riches en vitamine C : tous les fruits et légumes, spécialement le persil, les mûres, les fraises, la papaye, les cerises, la mangue, l'avocat, les bananes, la pastèque, les tomates, le chou, les légumes et légumes à feuilles tels le chou vert, le kale, le chou cavalier, les épinards, ainsi que les brocolis, les poivrons verts et rouges et tous les agrumes.

La vitamine E : elle est un puissant antioxydant, protège les cellules contre les dommages créés par les radicaux libres et par le stress. Elle aide le sang à rester liquide, prévenant ainsi la formation de caillots sanguins.

Quelques aliments riches en vitamine E : les germes de blé, les noix et graines, les légumes et les légumes à feuilles tels la laitue, le kale, le chou cavalier, les choux verts, mais aussi l'huile de tournesol, l'avocat, les épinards, les petits pois, le riz brun, les asperges.

LES ALIMENTS AIDANT À LA PURIFICATION DU CORPS

Les légumes : les oignons, le cresson, les carottes, la betterave, les brocolis, le chou rouge, le kale, l'artichaut, les légumes à feuilles comme le kale, l'épinard, les choux et les laitues vertes, le céleri, le radis, le chou-fleur, les algues, les jeunes pousses et graines germées.
Les fruits : le raisin rouge, les cerises rouges, les oranges, les citrons, les pommes, les poires.

TABLEAUX RÉCAPITULATIFS

Minéraux	Aliments
Le sodium	Les carottes, le cresson, le pissenlit, le kale, le fenouil, la betterave, le persil, les algues, le céleri, les épinards, les figues noires.
Le potassium	Les légumes verts, les légumes à feuilles, les épluchures de pommes de terre, les abricots secs, les lentilles, les raisins, les bananes, les germes de blé, les pommes, les amandes, le vinaigre de cidre, les petits pois, le cresson, les algues, les épinards, les brocolis, la laitue.
Le magnésium	Le chou, le pissenlit, l'ortie, le riz complet, les algues, les dattes, les noix du Brésil, les figues séchées, les abricots secs, les amandes et les noix, le seigle, l'orge, l'artichaut, la banane, le millet, l'avocat, les graines de tournesol, les épinards, le maïs.
La silice	L'avoine, l'orge, le varech, les noix, les graines, le riz, les céréales et grains entiers, les légumes à feuilles et les légumes verts foncés, la betterave et ses feuilles, les pommes de terre avec leurs épluchures, le raisin, les dattes, les figues, les baies, les épluchures de kiwi, les échalotes, les oignons, l'ail, les haricots, les épluchures de pommes et de poires, le pissenlit, la prêle des champs.
Le calcium	Le cresson, les algues (petit goémon, varech, goémon blanc), tous les légumes à feuilles et les légumes verats, les noisettes, les figues, les tournesols, les amandes, les brocolis, les épinards, le sésame, le persil, le fromage au lait cru, le riz brun.

Oligo-éléments	Aliments
Le sélénium	Le vinaigre de cidre, les navets, l'ail, les blettes, les noix du Brésil, le riz brun, les germes de blé, l'avoine.
Le zinc	les champignons shiitakés séchés, les légumineuses, les germes de blé, les graines de citrouille, les graines de sésame.
Vitamine C	Tous les fruits et légumes, spécialement le persil, les mûres, les fraises, la papaye, les cerises, la mangue, l'avocat, les bananes, la pastèque, les tomates, le chou, les légumes et légumes à feuilles tels le chou vert, le kale, le chou cavalier, les épinards, ainsi que les brocolis, les poivrons verts et rouges et tous les agrumes.
La vitamine E	Les germes de blé, les noix et graines, les légumes et les légumes à feuilles tels la laitue, le kale, le chou cavalier, les choux verts, mais aussi l'huile de tournesol, l'avocat, les épinards, les petits pois, le riz brun, les asperges.

Pourquoi utiliser l'alimentation liquide pour nettoyer le corps ?

La nourriture sous forme liquide offre au système digestif un certain repos, allouant donc plus d'énergie à la détoxification du corps. Les nutriments sont plus facilement absorbés et vous redonnent toute votre énergie.

L'enjeu d'une cure comme celle-ci est de modifier certains comportements de votre vie quotidienne ainsi que votre alimentation, de manière à favoriser la désintoxication des organes, des tissus et des cellules du corps. Chaque cure met l'accent sur différentes zones du corps à purifier, tels les voies digestives, le foie ou le côlon, par exemple.

Celle-ci est donc conçue pour apporter à votre système digestif un peu de repos. En consommant des aliments liquides, qui possèdent une bonne densité nutritive et sont faciles à digérer, vous permettez à votre corps de se régénérer et de guérir.

La digestion des aliments est l'une des plus lourdes tâches que le corps ait à accomplir. Plus le régime alimentaire est riche et lourd, plus le corps dépense son énergie à la digestion et à l'élimination des déchets ainsi engendrés. Quand ils se retrouvent submergés, les organes cessent de libérer – évacuer – les toxines correctement au niveau cellulaire.

Afin de libérer les toxines et de régénérer le corps, il nous faut donc privilégier une alimentation facile à digérer. De cette manière, le corps, dans son intelligence infinie, mobilise l'énergie qu'il aurait normalement consacrée à la digestion pour la désintoxication, la régénération et la guérison des cellules. Ce programme permet donc au corps de revenir à l'équilibre, et ainsi d'accroître votre vitalité, votre énergie et de renforcer vos défenses immunitaires. Il favorise aussi l'alcalinisation et le rééquilibrage du pH (équilibre acido-basique) du corps. Un bon équilibre acido-basique contribue à une assimilation efficace des vitamines et des minéraux consommés.

Cette expérience n'est ni un jeûne ni une privation. C'est plutôt la célébration des nutriments sous leur forme liquide qui aident à restaurer l'équilibre minérale et vitaminique dans le corps, tout en favorisant la désintoxication.

Il est temps de créer de nouvelles habitudes et de se montrer plus attentif à ce que nous mangeons, quand et pourquoi. Certains ajouteront à cette cure une dimension plus émotionnelle, utilisant le yoga et les techniques de respiration afin de relâcher un peu les tensions qui existent dans le corps et les organes en raison d'expériences émotionnelles non résolues.

Comprendre les compulsions alimentaires

Quand elles commencent à prêter attention à leur alimentation, bien des personnes se plaignent de ne pas pouvoir contrôler leurs compulsions alimentaires, de se montrer incapables de rester fidèles à un nouveau mode de vie plus sain. Les compulsions alimentaires sont en fait des signaux que le corps envoie. Ces signaux peuvent nous indiquer un manque de certains nutriments, ou plus généralement un état émotionnel particulier auquel il nous faut prêter attention. Nous pourrions classer ces compulsions en deux catégories : les compulsions alimentaires d'ordre « physiologique » et les compulsions alimentaires d'ordre « émotionnel ».

Les compulsions alimentaires « physiologiques » peuvent être provoquées par :

- **Une carence en minéraux :** un régime alimentaire déséquilibré entraîne des carences. Les fringales cesseront lorsque vous donnerez à votre corps tous les nutriments dont il a besoin. Commencez votre journée avec un jus ou un smoothie vert riche en minéraux. Les aliments verts sous forme de poudre peuvent aussi être une solution (voir annexes pages 161 et suivantes). Tournez-vous aussi vers des suppléments tels que la spiruline, une tisane d'orties, un complexe de vitamines B, un complexe de minéraux et d'oligo-éléments (zinc, chrome, magnésium, calcium...) et un complément en oméga-3-6-9.
- **Une dépendance alimentaire de nature chimique :** les aliments transformés (tels le pain, le fromage, les aliments sucrés), peuvent agir comme des opiacés et créer des dépendances. Les produits de conservation, tels le glutamate de sodium, le sirop de maïs, le saccharose, le fructose, l'aspartame, créent non seulement des dépendances, mais ils sont aussi néfastes pour le corps. Soyez attentifs aux aliments dont vous ne pouvez vous passer. Réduisez leur consommation jusqu'à les éliminer complètement.
- **Un manque d'énergie et de sommeil :** les boissons à l'amande avec protéines en poudre, les jus et smoothies verts, les probiotiques comme les aliments fermentés et le kéfir à la noix de coco calmeront les compulsions alimentaires liées à un manque d'énergie comme à des carences en nutriments.
- **Une déshydratation :** faites attention à boire assez d'eau chaque jour. Débutez votre journée en buvant 500 ml d'eau et assurez-vous de boire au minimum 1,5 litre d'eau par jour. En cas de fringale, buvez un grand verre d'eau.
- **Une faible production de leptine (hormone de la satiété) :** évitez de manger tard le soir et espacez vos repas. Dormez suffisamment et consommez des aliments à index glycémique bas, riches en fibres, bien pourvus en acides gras (oméga-3).

- **Une surproduction de candida albicans (levure présente dans les muqueuses) :** le candida albicans se nourrit de sucre. Il crée donc des envies de sucre intenses. Les aliments riches en protéines et en probiotiques comme la choucroute fermentée, la noix de coco et le kéfir peuvent aider à restaurer le microbiote. Lors de la cure, les potages, smoothies et boissons aux graines de chia vous soutiendront également.
- **Une bouche sèche,** dans laquelle les résidus du dernier repas stimulent la faim. Brossez-vous les dents après chaque repas.

Les compulsions alimentaires « émotionnelles », quant à elles, peuvent être provoquées par :

- **Le stress :** il élève le taux de cortisol, qui a lui-même un impact sur le taux de glycémie, et peut donc provoquer des compulsions alimentaires. La gestion du stress peut se faire à travers la pratique de la marche, de la respiration profonde, de la méditation, d'une activité physique et en extériorisant les causes de votre stress en vous confiant à un ami ou à un professionnel.
- **L'ennui :** pratiquez une activité que vous aimez afin d'apporter plus joie et de bien-être à votre quotidien.
- **Les douleurs émotionnelles :** les conflits émotionnels, l'insatisfaction professionnelle, un vide spirituel peuvent engendrer des comportements compulsifs dans l'alimentation. Il est essentiel de prendre les décisions qui s'imposent pour régler ses difficultés et un bon thérapeute peut être utile dans un tel cas.

Les compulsions alimentaires peuvent se produire à tout moment et elles en disent beaucoup sur nous-mêmes et la façon dont nous utilisons les aliments comme béquille, tout comme les contextes dans lesquels surgissent ces envies compulsives.

De la même manière que « nous sommes ce que nous mangeons », on pourrait dire que « nous sommes nos habitudes », c'est-à-dire que nous créons nos habitudes, autant que nos habitudes nous créent. Et dans ce cas, mieux vaut créer de saines habitudes ! L'intérêt ici est donc d'essayer de comprendre l'origine des habitudes qui nous nuisent avant de nous en débarrasser, tout en nourrissant le corps de manière à lui redonner l'équilibre nécessaire.

Ainsi, dès qu'une telle envie compulsive vous saisit, prenez un moment pour observer le contexte dans lequel vous vous trouvez. Prenez le temps de vous asseoir, de fermer les yeux et de questionner intérieurement ce qui se trouve sous cette envie subite. Buvez de l'eau, un jus vert, un smoothie ou une boisson au chia pour calmer le tout.

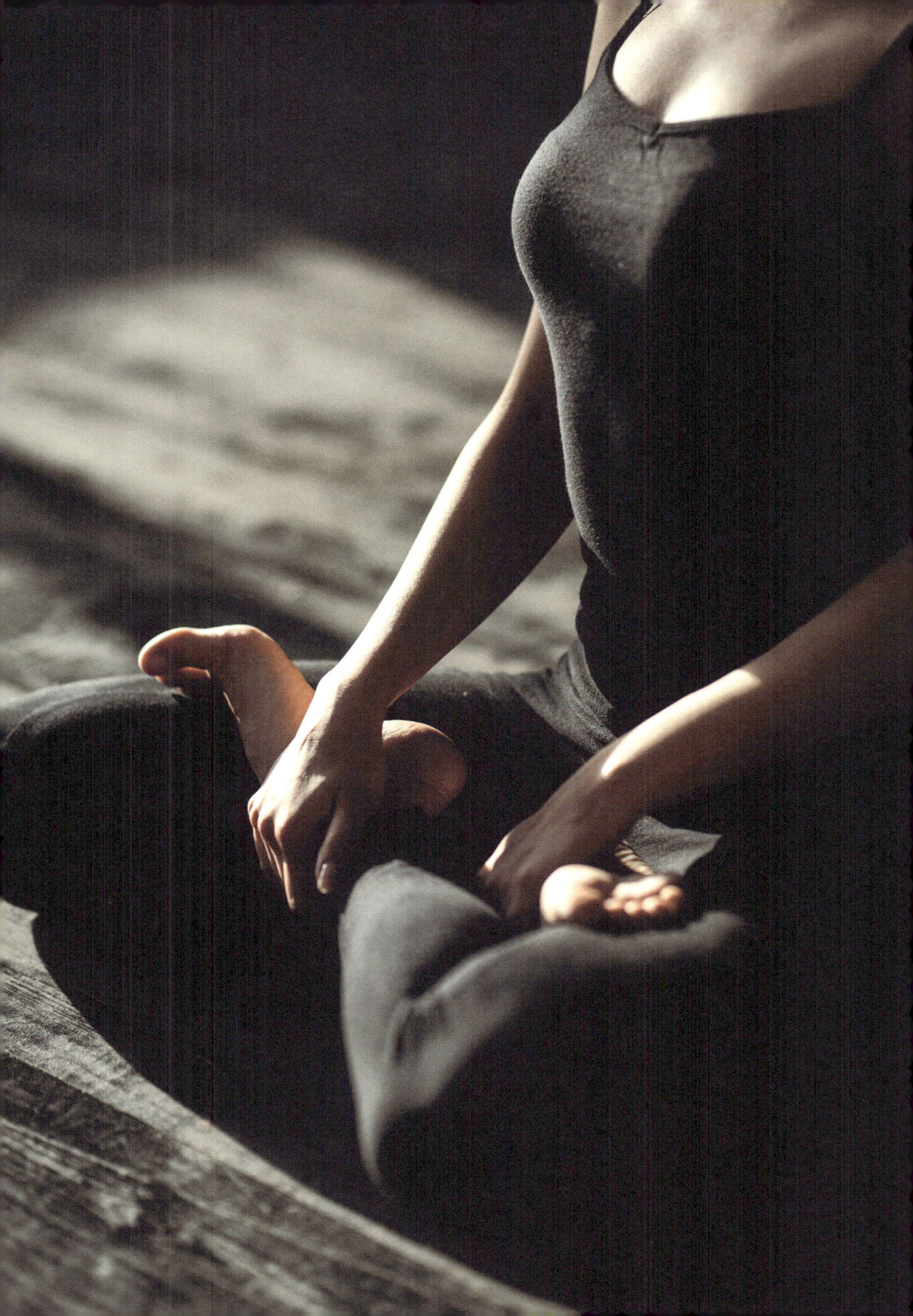

Les réactions à la cure

À QUOI S'ATTENDRE AU COURS DE CETTE CURE ?

Les premiers jours peuvent être difficiles et générer des émotions comme de la frustration ou une irritabilité accrue. Une certaine lenteur pourra être remarquée ainsi que des maux ou douleurs dans tout le corps. Cela finit par passer. Les trois derniers jours nous ouvrent à un merveilleux niveau de clarté et de légèreté. Le but de ce programme est de donner au corps une chance d'atteindre son plein potentiel.

Une perte de poids est attendue dans les premiers jours d'un régime alimentaire mixte/liquide. Vous sentirez et verrez votre corps et votre visage désenfler : ce sont les signes que vos cellules relâchent l'excédent d'eau et de toxines qu'elles stockaient alors.

Cette cure est aussi l'occasion de créer une relation saine avec la nourriture. Prenez le temps d'observer vos habitudes de vie et votre façon de vous nourrir avant de prendre de nouvelles habitudes et d'abandonner celles qui ne vous servent plus. Est-ce que la façon de vous alimenter a pour but de remplir un vide, vous récompenser ou créer plus de santé, de vitalité et de bien-être ?

Abandonnez l'idée que le bonheur viendra lorsque vous aurez atteint la bonne taille de vêtement : le plus important est de trouver votre poids idéal, celui par lequel vous vous sentez bien dans votre peau, et d'essayer de le stabiliser. Les véritables objectifs devraient être ceux de vous sentir à l'aise dans votre corps, en paix avec soi-même, et d'être en bonne santé, plein d'énergie et de vitalité, et en paix en ce qui concerne la nourriture et la façon de vous alimenter. Garder en tête que les nouvelles habitudes et comportements que vous déciderez de mettre en place dans votre vie ont pour but d'apporter plus de bienveillance et d'amour à l'égard de vous-même. Vous faites alors les bons choix pour votre santé et votre bien-être.

TROUVER SON RYTHME POUR ÉVITER LES « CRISES DE GUÉRISON »

Dans ce programme, il est important de préciser que chacun doit trouver son propre rythme. Il ne sert à rien d'opérer quantités de changements pour revenir à terme à la case départ. De petits changements, réalisés un par un, engendreront de grandes transformations.

De plus, vouloir nettoyer son corps trop rapidement risque d'entraîner des « crises de guérison » plus ou moins inconfortables. Ces crises surviennent lorsque les cellules libèrent un maximum de toxines sans que les organes éliminatoires ne puissent suivre le rythme. C'est en partie pourquoi j'ai ajouté un protocole de suppléments destiné à soutenir une bonne élimination (voir annexes page 160).

Voici les réactions de détoxification les plus fréquentes, et quelques conseils pour les atténuer :

- **Vertiges et étourdissements :** asseyez-vous ou allongez-vous et reposez-vous un instant, jusqu'à ce que les symptômes cessent. Assurez-vous de boire beaucoup d'eau et de bien évacuer les selles en utilisant un breuvage éliminatoire (voir annexes page 160) ou simplement une tisane laxative.
- **Maux de tête :** il convient de boire beaucoup d'eau pour rester hydrater, de s'allonger et de se détendre.
- **Nausées :** buvez un thé au gingembre et allongez-vous si nécessaire. Assurez-vous de bien évacuer les selles en utilisant un breuvage éliminatoire (voir annexes page 160) ou simplement une tisane laxative.
- **Hypoglycémie :** buvez une boisson protéinée au chia ou un potage (voir recettes pages 40 et 84).
- **Malaises :** prenez un bain chaud en utilisant des sels de bain (Epsom ou sel de mer), massez les muscles endolories avec une huile d'arnica ou apposez une source de chaleur aux endroits visés.
- **Fatigue :** bien sûr, reposez-vous si vous le pouvez. Autrement, essayez une courte promenade à l'extérieur ou une séance de méditation accompagnée de respirations énergisantes comme la respiration de feu et la respiration yogique complète (voir page 53).
- **« Fringales » :** buvez plus de liquides (eau, infusions ou thés de désintoxication ou encore jus verts, smoothies de chia ou smoothies verts). Si vous avez besoin d'adoucir le goût de vos tisanes, utilisez la stévia.

ATTENTION

Si vous prenez des médicaments sous prescriptions, vous devez continuer à les prendre.

Si vous avez l'habitude de prendre des vitamines et autres suppléments, veuillez interrompre leur prise au cours de cette cure. Demandez conseil à votre médecin.

En résumé : que faire pour aider au nettoyage du corps ?

On se demande souvent quelles sont les bases pour réussir un nettoyage du corps ou une « detox ». Le corps relâche les toxines lorsque :

- **il y a un repos digestif** ;
- **le stress est à son plus bas niveau** et que le système nerveux est calme ;
- **le corps et l'esprit** sont au repos ;
- **on alcalinise et reminéralise** le corps à l'aide d'une diète à base de végétaux, d'herbes et de superaliments ;
- **on apporte un maximum de nutriments** par une diète à base de végétaux, de fruits et de superaliments ;
- **le corps est bien hydraté** et que les liquides internes circulent bien, ce qui nécessite de boire beaucoup d'eau (au moins 2 litres d'eau par jour) ;
- **on active la lymphe par des exercices physiques** et en favorisant une respiration profonde ;
- **on transpire et aide les toxines** à quitter le corps par la peau, en prenant des bains au sel de mer ou au sel d'Epsom par exemple, en pratiquant l'hydrothérapie (bains nordiques, par l'effet du chaud et du froid) et par des exercices cardiovasculaires.

PROGRAMME
DE LA SEMAINE 2

PHASE DE RÉGÉNÉRATION

Nous avons débuté par une semaine de préparation. Cette phase avait pour but de préparer le corps à un nettoyage en profondeur. Au cours de la phase de préparation, vous avez suivi un régime végétalien composé de fruits, de légumes, de noix, de graines et de céréales sans gluten. Cela a pu vous sembler contraignant, mais ce processus a pour but de vous ouvrir à une nouvelle façon de vous nourrir qui est tout aussi savoureuse. Vous avez d'ailleurs exploré une nouvelle gamme de plats à cuisiner !

Une cure de nettoyage est un processus interne qui, par sa nature, nous invite à regarder à l'intérieur de soi. Des émotions se libèrent, des prises de conscience s'opèrent, l'esprit s'éclaire et le corps s'allège. Plusieurs sages et hommes de science ont utilisé différentes cures et jeûnes avant d'entreprendre certaines missions, l'écriture d'ouvrages importants ou en période de préparation d'examens et d'étapes scolaires déterminantes.

On jeûne depuis la nuit des temps... L'histoire de l'humanité est imprégnée par cette approche spirituelle considérée dans toutes les cultures comme une forme de purification interne structurelle à toute croyance. Jeûner fait partie des rituels sacrés ou culturels qui, depuis toujours, ont rythmé l'histoire de la civilisation humaine. Des prophètes aux moines, de l'érudit ascète au sage soufi en passant par Mahatma Gandhi, jeûner c'est affirmer la force intérieure du dépouillement de soi et c'est forger une discipline dépuratrice de l'âme et du corps. Aussi bien dans les rites d'initiation des Indiens d'Amérique que dans le bouddhisme ou l'hindouisme et de façon très variable, le jeûne a toujours été considéré comme une pratique favorable à la méditation et à l'épanouissement individuel. Il suffit de penser au carême et au temps pascal ou au ramadan. Les grands personnages spirituels se privaient de nourriture pour rechercher Dieu. On trouve dans la Bible de nombreux exemples de réponses obtenues grâce au jeûne.

Prenez le temps de réfléchir à votre expérience. L'une des belles définitions du terme « yogi » présente dans *Yoga-sutra* de Patañjali est celle-ci : « un yogi est une personne qui possède une capacité affinée d'auto-analyse de soi ou d'études de soi. »

C'est en approfondissant la pratique du yoga dans son intégralité, par la pratique des huit étapes du yoga intégral (ashtanga), décrites dans le *Yoga-sutra* de Patañjali, que nous avançons ainsi dans une exploration de notre vie intérieure et sur le chemin de notre évolution personnelle, nous touchons ainsi à une dimension plus vaste que nous-mêmes ou simplement notre corps physique.

Notre relation à la nourriture est si ancrée en nous que, lorsque nous la modifions, nous nous apercevons soudainement de la fragilité de certaines de nos croyances, en matière d'alimentation d'abord (de quoi avons-nous vraiment besoin pour se sentir bien, en bonne santé ?) mais également concernant nos propres comportements et croyances dans notre vie de manière plus générale.

Je vous recommande chaudement certaines pratiques pour vous accompagner dans ce processus.

D'abord, **tenez un journal de vos pensées**, sentiments et idées, dans lequel je vous invite à écrire en particulier après la pratique des exercices de respirations, de méditation et/ou le soir avant de dormir.

Pratiquez des séances de **respirations et de méditation**.

Ralentissez, prenez le temps d'être totalement présent à ce que vous faite durant tout le processus, mais aussi celui de vous asseoir pour **manger en toute conscience** et dans la gratitude.

Commencez par rendre grâce ou à remercier toutes les personnes qui ont permis ce repas, de la manière qui vous convient le mieux. Observez la couleur des aliments présents dans votre assiette. Soyez présent à chaque bouchée, ressentez leur texture et leur saveur. Si l'aliment est solide, mâchez jusqu'à le rendre liquide ; s'il est liquide, « mâchez » pour faire circuler la nourriture dans votre bouche avant de l'avaler. Ceci engage le processus digestif d'un point de vue enzymatique, de manière que votre estomac se tienne prêt à recevoir la nourriture que vous lui envoyez.

Observer les résistances qui se présentent. Cela peut en révéler plus sur nos habitudes de vie et dépendances à certains types d'aliments.

Demander de l'aide ! Si vous êtes en difficulté, demandez à être accompagné dans votre défi. C'est en partageant nos expériences que la magie opère, nous apprenons beaucoup les uns des autres.

L'endroit et les gens avec qui nous mangeons sont aussi importants que ce que nous mangeons. Choisir un environnement paisible et calme avec musique douce aide à la digestion ! Les environnements bruyants et agités dérangent notre capacité à digérer correctement les aliments. Il est important de traiter chaque repas comme un temps sacré et de gratitude, peu importe qu'il s'agisse d'un jus, d'une soupe ou d'un repas en famille.

Les objectifs

Le but, cette semaine, est de **poursuivre l'élimination des toxines** et des produits les plus allergènes.

Pour cela, vous allez **consommer des repas liquides, le soir ou le matin**. Que ce soit un smoothie pour le petit déjeuner ou une soupe ou potage à l'heure du dîner. Une journée type pourrait ainsi se dérouler comme suit :

- **Petit matin :** un grand verre d'eau avec du jus de citron, chaud ou à température ambiante
- **Petit déjeuner :** un smoothie vert ou un repas solide
- **En-cas du matin :** un jus vert
- **Déjeuner :** une soupe chaude ou un repas solide
- **En-cas de l'après-midi :** un smoothie de chia ou un jus vert
- **Dîner :** une soupe chaude et/ou un repas solide

Assurez-vous de laisser passer au moins deux heures entre le smoothie et le jus vert.

Ajouter des nutriments et alcaliniser le corps par la consommation de fruits et légumes, d'aliments plus alcalins (voir page 31), les jus verts, la chlorophylle, le jus d'herbe de blé, tisane d'ortie, eau citronnée.

Ajouter certains des superaliments suggérés en annexes (voir pages 161 et suivantes) qui ont pour but d'introduire un maximum de nutriments de manière à optimiser votre énergie et votre vitalité. Vous pouvez opter par exemple pour un mélange d'algue et d'herbes vertes (voir page 162).

Vous assurer de bien éliminer ce que vous consommez. Si vous n'éliminez pas tous les jours, faites-vous une tisane laxative douce, ou suivez le protocole suggéré en annexe (voir annexes page 160) afin soutenir l'élimination des toxines.

Conseils pratiques pour y parvenir

ALIMENTATION

- **Ajoutez de la chlorophylle à votre eau,** buvez des tisanes d'ortie, de l'eau citronnée, des mélanges de tisanes (bardane, guimauve, pissenlit), du bouillon de miso.

- **Ajoutez des jus verts** ou des breuvages à base de superaliments verts à votre alimentation, des jus d'herbe de blé, de la chlorophylle liquide, de la spiruline ou tout autre supplément vert.
- **Procurez-vous** suffisamment de produits frais pour la semaine, idéalement des produits locaux et biologiques.
- **Planifiez vos repas** et leur horaire à l'avance afin d'éviter toute forme de stress.
- **Mangez beaucoup de légumes verts,** à consommer en salade, en jus, en smoothie, en soupe, en accompagnement.
- **Ajoutez des graines germées** ou des jeunes pousses à votre salade.
- **Faites votre propre vinaigrette** avec de l'huile d'olive pressée à froid, du vinaigre de cidre, du miel non pasteurisé, du curcuma (et autres ingrédients au choix). Évitez les vinaigres acides.
- **Référez-vous au tableau des aliments acides** et alcalins (voir page 31), assurez-vous que votre assiette contienne 80 % d'aliments alcalins contre 20 % d'aliments dits acides.
- **Évitez de** consommer du sucre.
- **Faites tremper les légumineuses** et noix avant de les faire cuire et de les consommer.
- **Remplacez le café** par une tasse d'eau chaude avec un citron, du gingembre frais et du piment de Cayenne, un thé vert, un thé chai, une tisane de plante médicinale ou un tonique (voir recettes page 116).

EAU

- **Lorsque vous avez faim,** buvez de l'eau en priorité.
- **Buvez environ** 2 litres d'eau par jour.
- **Débutez votre journée** avec un verre d'eau, ainsi qu'une tasse d'eau chaude citronnée.
- **Buvez un verre d'eau quinze minutes avant chaque repas.** Vous pouvez aussi vous préparer une tisane d'herbes après chaque repas.

ACTIVITÉ PHYSIQUE

- **Allez marcher après chaque repas,** en particulier celui du soir. Il est temps d'intégrer des rituels dans votre routine quotidienne !
- **Ajoutez une activité physique** à votre routine hebdomadaire (yoga, qi gong, aérobie, danse, tennis…).
- **Laissez-vous tenter** par de nouvelles activités physiques, sociales ou spirituelles.

REPOS

- **Intercalez une période** de respiration et de méditation dans votre journée (10 minutes suffisent).
- **Prenez des bains au sel de mer** et/ou au sel Epsom, ajoutez-y six à douze gouttes d'huile essentielle de lavande ou une autre huile essentielle que vous aimez.
- **Dormez au moins huit heures** par nuit et assurez-vous d'être au lit et prêt à dormir dès 22 heures. Les heures de sommeil avant minuit sont les plus réparatrices.

LES SUBSTITUTS AUX ALIMENTS À ÉVITER

Essayez de remplacer le fromage par des fromages végétaux (à base de noix de cajou) ou de l'avocat. Utilisez des boissons à l'amande ou aux noix à la place des produits laitiers. Remplacez le tofu, le soja et les œufs par des légumineuses ou des légumes racines. En guise d'en-cas, optez pour un fruit ou quelques noix. Utilisez de l'huile de coco ou du ghee (beurre clarifié) pour la cuisson des aliments, car ces huiles gardent leurs propriétés même à température élevée.

Les menus types

Petit déjeuner : commencez votre journée avec un smoothie de superaliments ou un bol de chia à base de boisson à l'amande, de graines de chia, de graines, de noix et de fruits, ou un bol de fruits, ou encore un bol de gruau sans gluten (comme l'avoine est considérée comme un aliment acide, en consommer seulement si nécessaire au cours de cette semaine).

Déjeuner : vous pouvez préparer un ragoût avec tous vos légumes et légumineuses favoris. Utilisez des épices et des fines herbes que vous aimez, ou tout simplement des légumes cuits en purée avec un peu de sel de mer et une sauce à base de tahin par exemple. Les kitchari, dahl ou bol végétaliens sont autant d'options délicieuses. Une grande salade verte et/ou de légumes avec graines germées, graines, noix et avocat sera aussi très bien. Les graines de chanvre, de citrouille et de tournesol sont très protéinées. Vous pouvez préparer une simple vinaigrette à base de tahin ou de purée d'amande pour ajouter de la matière, ou encore des céréales (quinoa, millet, riz sauvage, riz brun...).

Dîner : favorisez un repas liquide autant que possible, soupe ou potage. Ajoutez une salade de quinoa si vous le souhaitez. Vous pouvez aussi opter pour un repas végétarien à l'image de celui du déjeuner.

MENU TYPE PHASE DE RÉGÉNÉRATION : REPAS DU MATIN LIQUIDE

	LUNDI	MARDI	MERCREDI	JEUDI	VENDREDI	SAMEDI	DIMANCHE
MATIN	Smoothie spiruline (p. 40)	Smoothie fortifiant et vivifiant (p. 81)	Smoothie fruits jaunes (p. 40)	Smoothie vert de vert (p. 81)	Smoothie vert puissant (p. 81)	Smoothie spiruline (p. 40)	Smoothie au choco-maca (p. 81)
COLLATION	Jus vert et menthe (p. 89)	Jus vert de vert (p. 46)	Jus tonique pour le foie (p. 89)	Limonade alcaline (p. 89)	Smoothie au chia (p. 40)	Jus tonique pour le foie (p. 89)	Smoothie vert de vert (p. 81)
MIDI	Kitchari (p. 41)	Bol végétalien (p. 45)	Taboulé d'hiver (p. 88)	Potage aux légumes racines (p. 46)	Taboulé d'hiver version courge rôtie (p. 88)	Kitchari (p.41)	Soupe marocaine (p. 42)
SOIR	Dhal (p. 42)	Taboulé d'hiver (p. 88)	Potage à la patate douce (p. 87)	Soupe équilibrante ayurvédique (p. 45)	Soupe marocaine (p. 42)	Soupe immunité (p. 87)	Taboulé d'hiver version courge rôtie (p. 88)

MENU TYPE PHASE DE RÉGÉNÉRATION : REPAS DU SOIR LIQUIDE

	LUNDI	MARDI	MERCREDI	JEUDI	VENDREDI	SAMEDI	DIMANCHE
MATIN	Smoothie fortifiant et vivifiant (p. 81)	Bol de fruits et bol de quinoa chaud (p. 83)	Smoothie au choco-maca (p. 81)	Bol de fruits et bol de chia au cacao (p. 83)	Smoothie vert puissant (p. 81)	Smoothie spiruline (p. 40)	Bol de fruits et bol de chia à la banane (p. 83)
COLLATION	Jus vert et menthe (p. 89)	Jus vert de vert (p. 46)	Jus tonique pour le foie (p. 89)	Limonade alcaline (p. 89)	Smoothie au chia (p. 40)	Jus tonique pour le foie (p. 89)	Smoothie vert de vert (p. 81)
MIDI	Kitchari (p. 41)	Soupe marocaine (p. 42)	Taboulé d'hiver (p. 88)	Dhal (p. 42)	Taboulé d'hiver version courge rôtie (p. 88)	Bol végétalien (p.45)	Soupe équilibrante ayurvédique (p.45)
SOIR	Potage aux légumes racines (p. 46)	Potage courgettes et fenouil (p. 84)	Potage à la patate douce (p. 87)	Potage aux asperges (p. 87)	Potage poireau et courge musquée (p. 87)	Soupe équilibrante ayurvédique (p. 45)	Soupe immunité (p. 87)

LES BOISSONS

LE BREUVAGE ÉLIMINATOIRE

Voir la procédure et la recette en page 161.

LES SMOOTHIES

Ces smoothies sont un excellent moyen de nourrir votre corps en lui apportant des nutriments essentiels. Faciles à digérer, à absorber, et rapides à faire, ils ont été conçus pour remplacer un repas (comme le petit déjeuner) ou comme collation pré ou post-entraînement.

SMOOTHIE VERT DE VERT

Ce smoothie savoureux guérit et nettoie.

250 ml d'eau • ½ bouquet d'épinards • 1 concombre épluché • 10 g environ de persil haché • ½ citron épluché • ½ avocat • ¼ de c. à café de sel • 1 c. à soupe d'huile d'olive

Verser les ingrédients dans un mixeur, puis mélanger jusqu'à l'obtention d'une consistance lisse.

SMOOTHIE FORTIFIANT ET VIVIFIANT

Pour fortifier le corps sur une base régulière et quotidienne.

1 pomme • ½ avocat • 50 g de graines de chanvre • 1-2 c. à soupe de spiruline • 1 c. à soupe de poudre de lucuma (pour sucrer) • 1 c. à café de vanille en poudre (facultatif) • 480 ml d'eau (ou plus)

Verser les ingrédients dans un mixeur, puis mélanger jusqu'à l'obtention d'une consistance lisse.

SMOOTHIE VERT PUISSANT

Nutritif et fortifiant.

480 ml de boisson à l'amande (voir page 40) • 4 grandes feuilles de kale • 125 g d'épinards • ½ avocat • 2 c. à soupe de poudre de protéines végétales ou de purée d'amande ou de graines de chanvre (facultatif) • 1 c. à café de maca • 1 datte Medjool

Verser les ingrédients dans un mixeur, puis mélanger jusqu'à l'obtention d'une consistance lisse.

SMOOTHIE AU CHOCO-MACA

Le smoothie au maca et au chocolat est une excellente alternative au café du matin pour commencer la journée. Il procure énergie et protéines.

3-4 tasses d'eau • 1 c. à soupe d'huile de coco • ½ c. à café de poudre de vanille • 25 g de graines de chanvre ou 50 g d'amandes trempées • 1-2 c. à café de maca • 1 c. à soupe de poudre de cacao • ¼ de c. à café de cannelle

Verser les ingrédients dans un mixeur, puis mélanger jusqu'à l'obtention d'une consistance lisse.

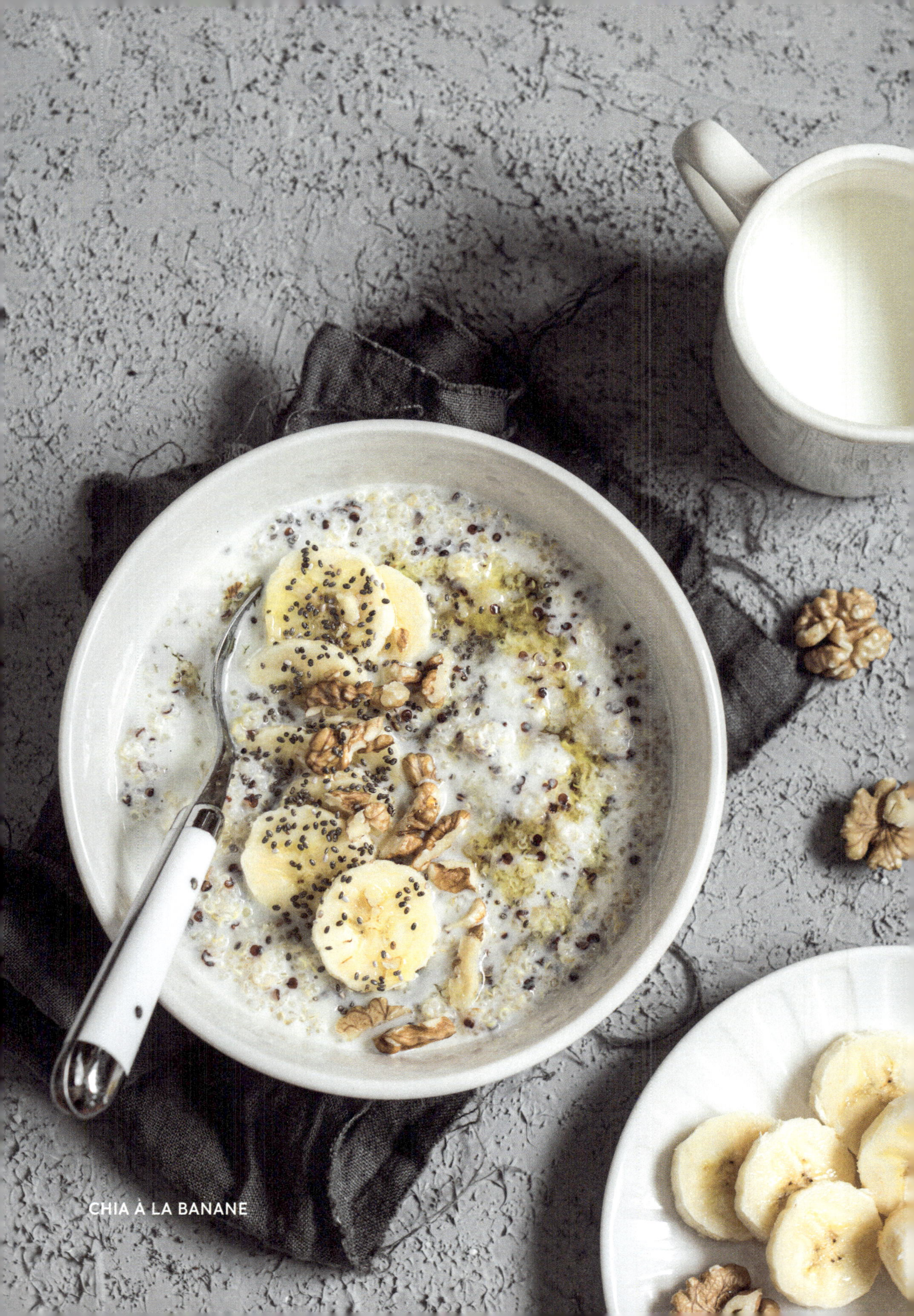
CHIA À LA BANANE

Voici des options réconfortantes et chaleureuses de petits déjeuners pour accompagner vos matinées.

QUINOA CHAUD

Voilà une option réconfortante et chaleureuse de petit déjeuner pour les froides matinées d'hiver. Cette bouillie utilise le quinoa comme base crémeuse à vos garnitures préférées.

125 g de quinoa rincé et égoutté • 375 ml de boisson à l'amande (voir page 40) • 1 c. à café de vanille • ½ c. à café de cannelle • 2 c. à café de miel brut (sirop d'érable ou stévia) • 1 c. à soupe de noix de coco râpée • 1 c. à soupe de noix hachées ou de graines de votre choix • 2 c. à café de graines de chia • 2 c. à soupe de purée d'amande (facultatif) • 1 banane tranchée ou une pomme coupée en petits morceaux ou des raisins secs à cuire avec le quinoa • 125 ml d'eau • Boisson d'amande supplémentaire pour servir

Dans une casserole de taille moyenne, à feu vif, mélanger le quinoa, la boisson à l'amande, l'eau, la vanille et la cannelle. Couvrir et laisser mijoter à feu doux jusqu'à ce que la majeure partie du liquide soit absorbé et que le quinoa soit tendre (environ 10 minutes). Retirer du feu. Incorporer le miel. Dans un petit bol, mélanger la noix de coco, les noix et les graines de chia. Recouvrir le quinoa cuit de purée d'amande, des morceaux de banane et parsemer avec le mélange de noix de coco. Le quinoa peut être remplacé par de l'avoine, du millet ou des flocons de sarrasin.

CHIA AU CACAO

Il procure énergie et protéines.

50 g de graines de chia (plus ou moins selon la consistance désirée) • 3 c. à soupe de poudre de cacao • 1 c. à soupe de sirop d'érable ou de miel • 1 c. à soupe de noix de coco râpée • 125 ml d'eau • 310 ml de boisson à l'amande non sucrée (ou autre boisson végétale)

Verser tous les ingrédients dans un récipient pourvu d'un couvercle hermétique. Bien mélanger. Placer au réfrigérateur pendant une nuit, ou pendant au moins 5-6 heures, pour permettre aux graines de chia d'absorber le liquide et d'épaissir.

CHIA À LA BANANE

Délicieux et soutenant.

1 banane mûre écrasée • 50 g de graines de chia (plus ou moins selon la consistance désirée) • ¼ de c. à café d'extrait de vanille • ⅛ de c. à café de cannelle en poudre • 1 c. à soupe de sirop d'érable (ou miel ou raisins secs ou dattes hachées) • 125 ml d'eau • 250 ml ou plus de boisson à l'amande non sucrée (ou autre boisson à base de noix ou de graines)

Verser tous les ingrédients dans un récipient pourvu d'un couvercle hermétique. Bien mélanger. Placer au réfrigérateur pendant une nuit, ou pendant au moins 5-6 heures, pour permettre aux graines de chia d'absorber le liquide et d'épaissir.

LES SOUPES ET POTAGES

Les soupes préparées maison sont nourrissantes et faciles à digérer. Les soupes et potages sont un excellent moyen de nourrir votre corps en lui apportant des nutriments essentiels. Elles sont faciles à digérer, à absorber, et rapides à faire.

SOUPE AUX ÉPINARDS RAPIDE

Une soupe simple, idéale quand vous vous manquez de temps. Les légumes verts foncés sont riches en nutriments et énergisants.

1 l d'eau chaude • 4 c. à soupe de jus de citron • 4 avocats • 400 g d'épinards • 60 g de persil

Placer tous les ingrédients dans un mixeur. Mélanger et servir.

POTAGE COURGETTES ET FENOUIL

Parfait pour stimuler et soutenir la digestion et c'est délicieux.

1 l d'eau • 3 courgettes moyennes coupées en dés • 1 bulbe de fenouil coupé en dés • ½ c. à café de curcuma • ½ c. à café de piment chili ancho ou autre piment fort • 1 c. à soupe d'estragon frais

Verser tous les ingrédients sans l'estragon dans un faitout moyen. Porter à ébullition, puis laisser mijoter à feu doux pendant environ 15 minutes. Ajouter l'estragon. Transvaser dans un mixeur. Mélanger et servir.

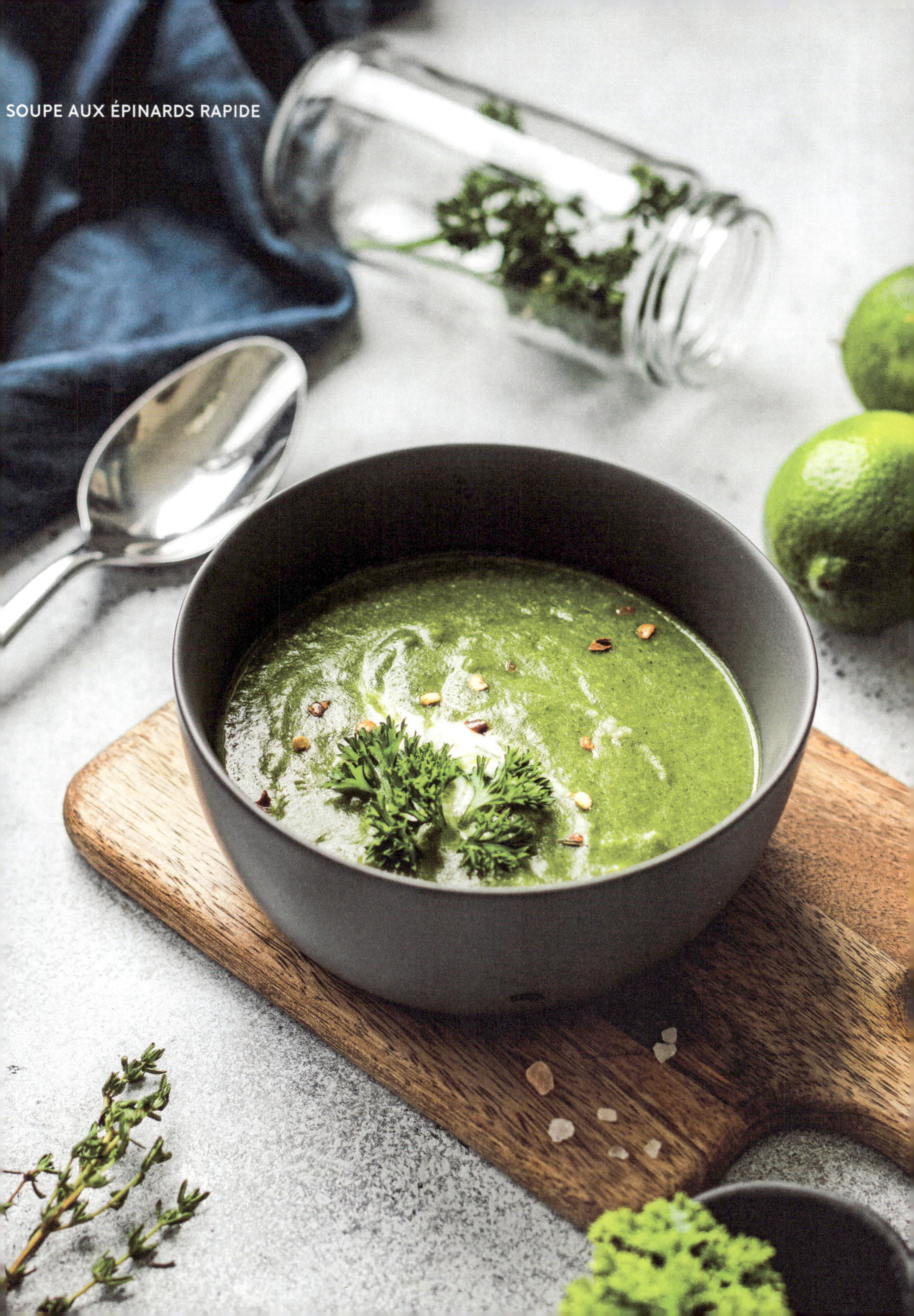

SOUPE AUX ÉPINARDS RAPIDE

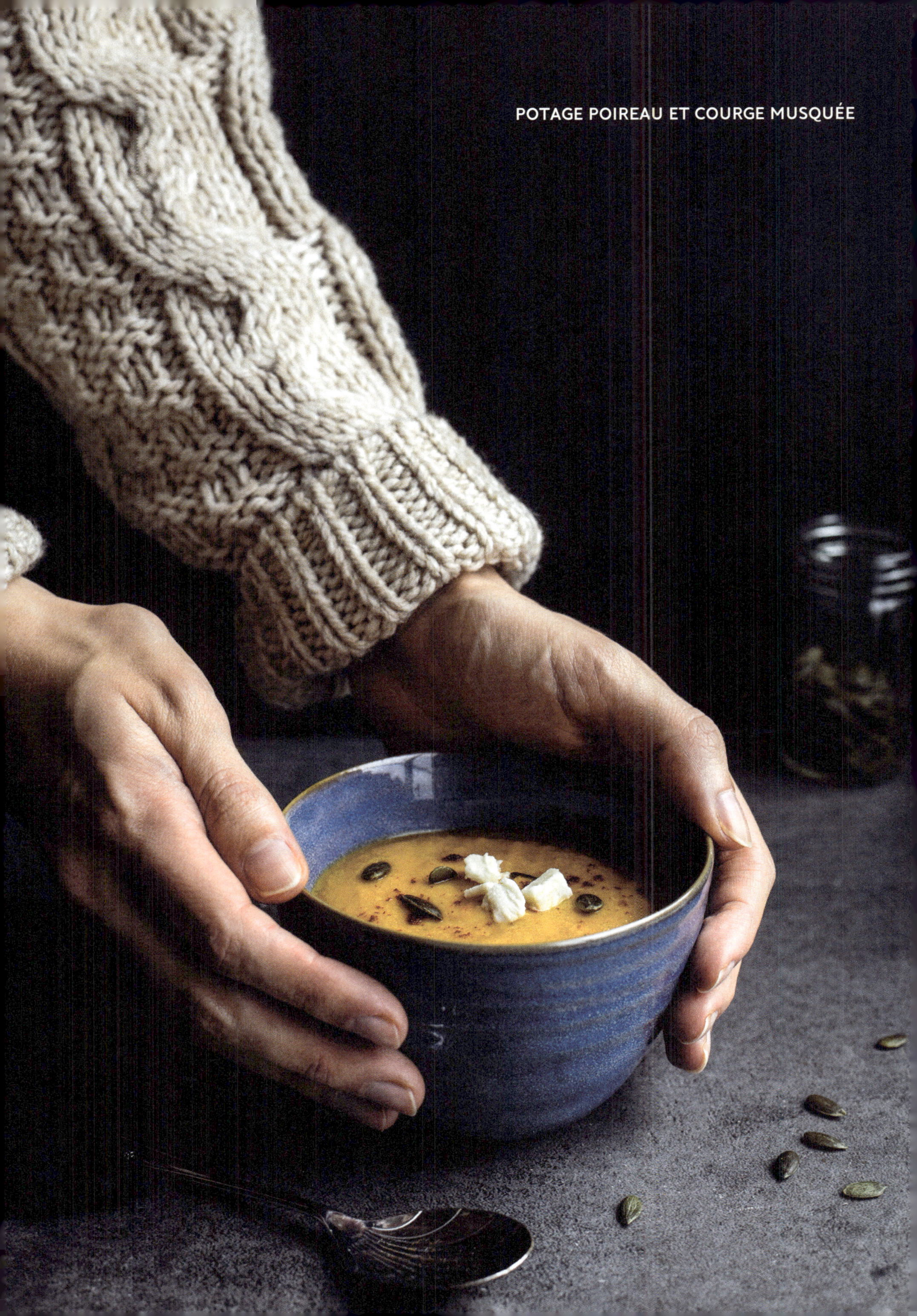
POTAGE POIREAU ET COURGE MUSQUÉE

LES SOUPES ET POTAGES

POTAGE À LA PATATE DOUCE

Réconfortant.

1,25 l d'eau • 1 patate douce épluchée et coupée en dés • 1 bulbe de fenouil coupé en petits dés • 2 c. à soupe de racine de gingembre râpée finement • 3 c. à soupe de jus de citron • 1/3 de c. à café de cannelle en poudre • ¼ de c. à café de sel de mer • 30 g d'épinards frais

Verser tous les ingrédients sans les épinards dans un faitout. Porter à ébullition, puis laisser mijoter à feu doux pendant environ 15 minutes. Incorporer les épinards. Transvaser dans un mixeur. Mélanger et servir.

POTAGE POIREAU ET COURGE MUSQUÉE

Délicieux et rempli d'énergie.

1 l d'eau • 3 blancs de poireaux moyens hachés ou 1 oignon haché • 1 courge musquée coupée en dés • 2 c. à café de curry en poudre • 1 c. à café de cumin en poudre • ½ c. à café d'origan séché

Verser tous les ingrédients dans un faitout. Porter à ébullition, puis laisser mijoter à feu doux pendant environ 15 minutes. Transvaser la préparation dans un mixeur. Mélanger et servir, parsemée de graines de courges.

POTAGE AUX ASPERGES

Drainante et diurétique

1 l d'eau • 170 g d'asperges coupées en morceaux • 2 c. à soupe de gingembre frais râpé finement • 1 ½ c. à soupe d'huile de sésame, de coco ou de ghee • 2 gousses d'ail hachées • 4 c. à soupe de jus de citron • 1-2 c. à soupe de basilic frais émincé

Verser tous les ingrédients sans le basilic dans un faitout. Porter à ébullition, puis laisser mijoter à feu doux pendant environ 15 minutes. Incorporer le basilic. Transvaser dans un mixeur. Mélanger et servir.

SOUPE IMMUNITÉ

Un boost pour le système immunitaire.

1 oignon• 500 à 900 g de légumes racines (carotte, navet, betterave, céleri-rave, igname, panais) • 5 cm de racine de gingembre • 1 c. à café de curcuma • 2 c. à soupe de baies de goji (facultatif) • 1 c. à café de reishi (facultatif) • 1 c. à café de chaga (facultatif)

Placer tous les ingrédients dans une grande casserole et remplir d'eau pour couvrir les légumes. Porter à ébullition et laisser mijoter jusqu'à ce que les légumes soient cuits. Placer dans un mixeur. Ajouter le sel de mer au goût. Mélanger et servir.

LES PLATS PRINCIPAUX

Des idées de repas nourrissants et soutenants.

TABOULÉ D'HIVER

Le persil et le citron caractérisent la saveur du taboulé. Ici, la courge musquée et les pommes remplacent les tomates et les concombres, utilisés plus traditionnellement.

125 g de quinoa rincé et égoutté • 150 g de courge musquée coupée en petits morceaux • 1 l d'eau • 60 g de pomme verte hachée ou radis ou concombre • 1 oignon rouge haché (ou émincé finement et caramélisé) • 25 g de persil plat haché ou de roquette ciselée • Le zeste et le jus de 2 citrons • 1 c. à soupe d'huile d'olive extra-vierge • Sel de mer, poivre fraîchement moulu

Mélanger le quinoa, la courge et l'eau dans une casserole à feu moyen. Porter l'eau à ébullition. Passer à feu à doux, couvrir et laisser mijoter jusqu'à ce que le quinoa ait absorbé tout le liquide et que la courge soit tendre (15 minutes environ). Transférer dans un bol moyen et laisser refroidir à température ambiante. Ajouter la pomme, l'oignon rouge et le persil au quinoa refroidi. Ajouter le zeste et le jus des citrons, puis l'huile. Bien mélanger. Assaisonner au goût avec du sel et du poivre.

TABOULÉ D'HIVER VERSION COURGE RÔTIE

Faites le plein d'énergie avec ce plat réconfortant et nourrissant.

POUR LE TABOULÉ

400 g de quinoa rouge ou blanc cuit • 250 g de courge butternut pelée et coupée en petits cubes • 25 g de noix de Pécan hachées grossièrement (grillées ou non) • 50 g de roquette et/ou persil plat ciselé • 2 c. à soupe d'huile d'olive • 1 c. à soupe de sirop d'érable • Sel et poivre (au goût)

POUR LA VINAIGRETTE

60 ml d'huile d'olive • 1 c. à soupe de moutarde de Dijon • 1 c. à café de jus de citron • 1 c. à soupe de sirop d'érable • 2 c. à café de ciboulette hachée (facultatif) • Sel et poivre (au goût)

Préchauffer le four à 190 °C. Dans un bol, mélanger les cubes de courge avec l'huile, le sirop d'érable, le sel et le poivre. Répartir la préparation sur une plaque allant au four. Cuire pendant 20 à 30 minutes où jusqu'à ce que les cubes de courge soient tendres. Laisser tiédir. Dans un bol, répartir la roquette, le quinoa, la courge rôtie et les noix de Pécan. Dans un autre bol, mélanger tous les ingrédients de la vinaigrette ensemble et rectifier l'assaisonnement au besoin. Verser en petits filets sur la salade.

LES JUS

Les jus sont un excellent moyen de nourrir le corps en lui apportant vitamines, minéraux et autres nutriments et enzymes qui l'aideront expulser les toxines et à relancer un système immunitaire léthargique. Les jus n'exigent pratiquement aucune énergie digestive et sont facilement assimilables par l'organisme. Ils sont très alcalins et aident à équilibrer le pH du corps.

JUS VERT ET MENTHE

Hydratant et détoxifiant.

2 concombres • 3 branches de céleri • 1 poignée de menthe fraîche • 2 feuilles de chou frisé • 1 citron épluché

Passer l'ensemble des ingrédients à l'extracteur de jus avant de déguster.

JUS TONIQUE POUR LE FOIE

Voilà un tonique spécialement conçu pour soutenir les reins et le foie. Il est connu pour avoir des effets hydratants, anti-inflammatoires, détoxifiants et pour réguler la glycémie.

1 concombre • 1 botte de céleri • ½ bouquet de persil • ½ bouquet de radis • 1 morceau de bardane ou curcuma

Passer l'ensemble des ingrédients à l'extracteur de jus avant de déguster.

LIMONADE ALCALINE

Une limonade alcalinisante et nettoyante.

125 g d'épinards • 1 pomme • ¼ de citron épluché • 2,5 cm de gingembre épluché • 300 ml d'eau environ

Passer l'ensemble des ingrédients à la centrifugeuse avant de déguster. Adapter la quantité de chaque ingrédient au goût !

Les exercices

FAIRE LE POINT SUR LA PHASE DE PRÉPARATION

Prenez un moment pour réfléchir à la première étape de cette expérience avant de la poursuivre :

- Avez-vous aimé la nourriture ?
- Quelque chose vous a-t-il manqué en particulier d'un point de vue alimentaire ?
- Qu'avez-vous remarqué au sujet de votre énergie après votre pratique quotidienne (exercices de respiration, exercices physiques...) ?
- Avez-vous noté quelques réactions ou symptômes de désintoxication ? Une plus grande irritabilité ? Des maux de tête causés par l'arrêt de la caféine ? Un manque d'énergie ou une certaine lenteur due au changement de régime alimentaire et à l'élimination du sucre de votre alimentation ? Ou au contraire un accroissement de cette énergie, le sentiment d'être plus léger ?

SE FIXER DES OBJECTIFS POUR LA SEMAINE

Quels sont vos objectifs cette semaine ? Quels sont vos défis ?

Profitez de ce moment pour ajouter un objectif relatif à votre relation aux autres par exemple, pour mener une bonne action, rendre service ou complimenter quelqu'un chaque jour. Générez plus d'amour, d'acceptation et moins de jugements. Établissez une action de plus à mener dans votre journée, une chose à accomplir que vous désirez faire (peut-être depuis longtemps), mais qui nécessite que vous sortiez de votre zone de confort.

Reporter dans votre journal de bord avant d'aller vous coucher où vous en êtes par rapport à vos objectifs aura pour effet de vous rendre beaucoup plus conscient de vos actions le jour suivant. Cette technique est très efficace pour modifier tout type de comportement !

Vos pensée et vos actions influencent la vie que vous menez. Il est important de s'aligner complètement à ce que l'on désire manifester, d'avoir la foi, d'y croire. Gardez toujours la vision de votre réussite.

Votre défi cette semaine, c'est de mener une action pour chaque objectif que vous vous donnez, de toujours vous féliciter d'avoir fait un pas de plus vers ce que vous désirez, et d'aller vers ce qui vous apporte le plus de joie.

ORGANISER SON JOURNAL DE BORD

Organisez votre journal de bord en y ajoutant vos objectifs et défis de la semaine à venir.

Les pratiques énergétiques

LA PURIFICATION DES NADIS

L'exercice de respiration par excellence à pratiquer tout au long de la phase de régénération est celui de la purification des nadis. Cette pratique nettoie les canaux énergétiques du corps.

Asseyez-vous avec la colonne vertébrale détendue mais bien droite.

Placez votre main gauche en Gyan mudra (ou chin mudra) : rapprochez l'extrémité de votre pouce et de votre index de manière à former un cercle, et gardez les trois autres doigts tendus, paume de la main vers le haut. Reposez votre main gauche sur le genou gauche. Fermez les paupières.

Pincez votre narine droite avec votre pouce droit. Appuyez juste assez pour « fermer » la narine et empêcher l'air d'y entrer ou d'en sortir.

Inspirez profondément à travers la narine gauche. Quand les poumons sont pleins, courbez la main droite en « U » en étirant le petit doigt jusqu'à appuyer sur la narine gauche. Fermez la narine gauche et laissez la narine droite s'ouvrir en relâchant la pression du pouce. Vous pouvez également utiliser le pouce et l'index. Expirez doucement, et complètement, à travers la narine droite.

Poursuivez en inspirant une nouvelle fois profondément à travers la narine droite en gardant la narine gauche bloquée, au bout de l'inspiration, bloquez à nouveau la narine droite et expirez par la gauche. Vous avez terminé un cycle.

Lorsque l'air est complètement sorti des poumons, recommencez le cycle en commençant par inspirer par la narine gauche, toujours. Continuez, avec des respirations longues, profondes et régulières, pendant 1 à 3 minutes, ou répétez ce cycle huit fois.

Pour terminer, inspirez et retenez votre respiration pendant 10 à 30 secondes. Expirez et détendez-vous.

LA « RESPIRATION PAR LE FEU »

Voir page 53.

EN CAS DE COMPULSION ALIMENTAIRES OU DE FATIGUE

- Si vous ressentez une forte **envie de manger** : prenez quelques minutes pour respirer par la narine gauche ou par les deux narines, puis retenez votre respiration le plus longtemps possible. Répétez l'opération 7 fois.

- Si vous avez besoin d'un **regain d'énergie**, pratiquez la « respiration par le feu » (voir page 53), par la narine droite ou par les deux narines.

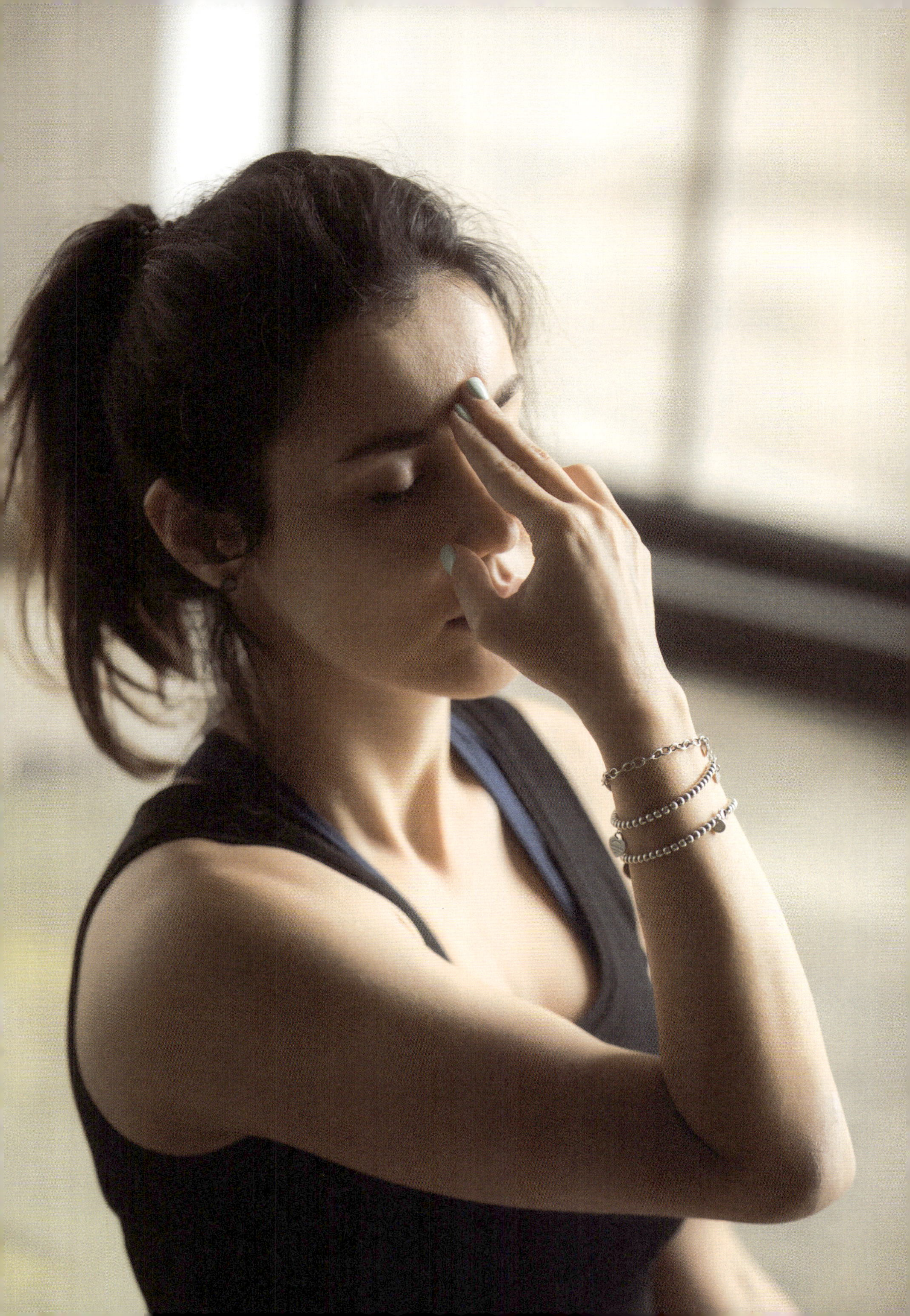

SEMAINE 3

PHASE D'INTÉGRATION

Bienvenue dans votre 3e semaine de ce programme détox, régénération et vitalité !

Quels changements avez-vous remarqués jusqu'ici ? Qu'en est-il de votre corps physique, mental, émotionnel ? Lors de vos méditations, avez-vous mis le doigt sur la racine de vos inconforts, malaises ou maladies ? N'oubliez pas qu'il est toujours possible de régénérer le corps, de lui redonner un terrain alcalin et propice à une santé optimale. Persévérez, reconnectez-vous à votre corps et observez les changements qui se manifestent au cours des jours et des semaines de ce programme. Prenez le temps de vous féliciter pour chaque chose que vous accomplissez ! Mais toujours un pas à la fois.

Dans votre journal, prenez un moment pour observer, comprendre ce qui vous rend malade, ce qui vous rend heureux ; où se trouvent vos petits plaisirs quotidiens ?

Cette phase d'intégration, prévue pour la 3e semaine, est destinée à nourrir, restaurer, rebâtir et stabiliser les bases. On poursuit dans l'optique où l'on donne un maximum de nutriment au corps et lentement vous réintégrerez les aliments éliminés en début de cure, un à la fois, afin d'observer votre réaction à ces aliments. De plus, c'est le moment d'ajouter de nouvelles habitudes de vie qui viennent supporter votre santé et votre vitalité.

Les neuf clés d'une bonne santé

Voici les neuf « docteurs » essentiels à une santé optimale :

LE SOLEIL

Essayez de prendre un bain de soleil d'au moins 15 minutes par jour, en évitant de vous exposer au moment où les rayons du soleil sont les plus forts, entre 11 heures et 14 heures. Le soleil procure au corps un apport considérable de vitamine D, vitamine nécessaire à l'absorption du calcium. Il est donc important de faire le plein de cette vitamine au cours de l'été. Le soleil est un remède à la dépression saisonnière, à l'anxiété, aux maladies de peau, aux dermatoses, à l'arthrite ; il soutient les systèmes glandulaire, immunitaire et nerveux. N'avez-vous jamais remarqué avoir plus d'énergie après vous être promené à l'extérieur ?

L'EAU

L'eau nourrit le corps en lui apportant les minéraux dont il a besoin. Elle favorise la circulation des nutriments vers les cellules et l'élimination des déchets. L'eau est le principal élément constitutif des cellules et nous sommes faits à 65 % d'eau. L'eau du robinet contient des produits chimiques comme le chlore ou le fluor et accélère notre vieillissement. Optez pour un système de purification portable ou intégré à votre système de robinetterie à la maison (filtres à charbon, osmoseurs...). Buvez au moins 1,5 litre d'eau par jour (vous pouvez augmenter votre consommation d'eau selon votre poids). Seule l'eau hydrate correctement. Elle permet une meilleure circulation du sang dans le corps, améliore la digestion et l'assimilation, lubrifie les jointures, les articulations, soutient les muscles et les systèmes digestif et glandulaire dans leurs opérations.

N'hésitez donc pas à faire intervenir l'hydrothérapie dans votre quotidien. L'une des techniques utilisées en hydrothérapie est l'exposition en alternance à la chaleur et au froid. La chaleur dilate les pores et les vaisseaux sanguins et stimule la circulation sanguine et lymphatique tandis que le froid les contracte, bloque et redirige l'énergie vers les tissus. Plus nous augmentons la circulation vers les tissus, plus nous fournissons de matières nutritives et alcalines aux cellules. Il va sans dire qu'en cas de déshydratation, l'approvisionnement devient impossible. Cette technique permet l'élimination des toxines par la sudation. Elle permet aussi d'élever ou renforcer la capacité du système adaptatif du corps (qui passe par le système nerveux et endocrinien), ce qui améliore notre système immunitaire.

Masaru Emoto, scientifique et auteur japonais, a réalisé des études fascinantes sur la structure de l'eau. Après avoir étudié les différents types de cristaux formés par l'eau, qu'elle provienne du corps humain, de l'eau courante ou directement de la Terre, Masaru Emoto découvre que les cristaux formés par l'eau sont différents selon leur exposition à des vibrations positives ou négatives. En exposant l'eau à différentes fréquences – musiques, mots et paroles par exemple –, les cristaux devenaient parfaitement équilibrés et symétriques ou, à l'inverse, asymétriques et incomplets. Les fréquences relatives à l'amour, la beauté et la bonté donnaient des cristaux symétriques, alors que les fréquences de haine, de laideur et de peur donnaient des cristaux asymétriques. Nous pourrions faire le même parallèle lorsque l'on regarde les cristaux de neige dans les grandes villes comparés à ceux en campagne.

Masaru Emoto a donc établi par ses recherches la preuve que l'eau retient l'information et qu'elle possède une mémoire. Il démontre également que l'eau réagit non seulement aux vibrations et aux sons, mais également aux mots et aux images véhiculant des émotions, exprimées par nos pensées. Alors, si notre corps est fait à 70 % d'eau, il est d'autant plus important d'entretenir notre niveau vibratoire par nos pensées et nos paroles.

L'EXERCICE PHYSIQUE

L'exercice physique ramène notre attention vers le corps, contribue à faire circuler l'énergie et détoxifie le corps plus rapidement. La musculature doit supporter notre ossature et notre poids et nous aider à effectuer différentes tâches au quotidien, tout en étant garante d'un bon métabolisme. La meilleure alimentation n'apportera jamais autant de résultats que l'exercice physique, qui aide à éliminer les déchets par les reins, le colon, les poumons, la peau, et favorise la circulation de la lymphe.

Il est recommandé de pratiquer un exercice physique intense au moins trois fois par semaine et de s'entraîner avec des poids ou même avec le poids de son propre corps. La durée idéale est de 20 à 30 minutes par jour. L'un des meilleurs exercices à pratiquer (et le plus accessible !) est la marche, accompagnée de respirations profondes. Attention cependant aux entraînements excessifs qui risquent de brûler toutes vos réserves d'énergie !

Variez les types de sport pratiqués pour solliciter tous vos muscles, votre système cardio-vasculaire et travailler votre flexibilité. Le plus important est surtout de vous engager dans une activité que vous aimez : la course, la natation, le cyclisme, la randonnée, le yoga, l'entraînement en salle, les cours de groupe... Quel que soit l'exercice choisi, vos muscles sont mobilisés, la circulation du sang et de la lymphe activée, les toxines s'évacuent, les glandes libèrent des hormones du plaisir (endorphines) créant ainsi un sentiment d'harmonie et de joie.

LE REPOS

Le nettoyage du corps se produit au cours de la nuit et lorsque nous sommes dans un état de repos complet. C'est seulement dans cet état que le système parasympathique entre en fonction et permet au corps de régénérer ses batteries et de se réparer. Il est bon de suivre le cycle du soleil, de se coucher avant minuit et de se lever avant 8 h. Il devient important alors, lorsque vous sentez le besoin de faire une sieste, de prendre le temps de vous reposer.

Pensez à faire une cure de sommeil lorsque vous le pouvez. Couchez-vous avant 22 h pendant une semaine et observez les effets de ce processus régénérateur sur votre humeur et votre état mental et physique.

Pour être capable de se relaxer, de bien se reposer et de dormir la nuit, votre journée doit être organisée de manière à y inclure des temps de repos, de récréation et d'exercices vigoureux. Faites attention aux repas copieux et autres stimulants comme le café, le thé, l'alcool, le soda, le tabac, le sucre... Toutes ces substances ne font qu'irriter vos nerfs déjà épuisés et il vous est alors difficile de trouver un sommeil réparateur. Il est également prouvé maintenant que les écrans (téléphone, tablette, télévision) sont des stimulants et qu'ils peuvent causer insomnies et troubles du sommeil. Un conseil pour retrouver des nuits réparatrices : préférez un bon livre à votre téléphone avant d'aller vous coucher.

L'ALIMENTATION

Mangez au moins trois heures avant d'aller vous coucher. Essayez de composer des assiettes contenant environ 75 % de légumes, 25 % de protéines ou 25 % de céréales (ou les deux). Restez à l'écart du sucre raffiné, des produits raffinés en général, des produits laitiers, du gluten et de tous les aliments que vous aurez identifiés comme allergènes (sucre, arachides, soja, œufs peut-être ?).

LE JEÛNE

Offrez un temps de repos à votre système digestif en repoussant le déjeuner ou en dînant très tôt. Idéalement, vous devriez laisser passer douze heures entre votre repas du soir et celui du matin, car le corps a besoin de ce temps de répit pour se nettoyer.

Une autre façon de jeûner est d'opter pour un petit déjeuner ou un dîner liquide, avec des smoothies, soupes, potages, jus de légumes frais par exemple. Le jeûne est l'une des plus anciennes pratiques d'autoguérison. Vous remarquerez que les animaux cessent instinctivement de manger lorsqu'ils sont malades ou blessés, afin de donner assez d'énergie au corps pour se guérir. Le jeûne est considéré comme l'une des formes les plus anciennes de thérapie. On y recourt pour guérir et nettoyer le corps, éclaircir l'esprit, retrouver vigueur et vitalité, favoriser l'éveil spirituel... Il est possible d'opter pour des jeûnes à base de jus ou à l'eau, sous supervisions et d'une durée plus ou moins longue, pour détoxifier et régénérer l'organisme. Un repas liquide ou une journée de repas liquide (jus, soupe, smoothie) est considéré comme un jeûne, or il est facile d'introduire cette pratique lorsque vous en sentez le besoin !

LA POSTURE

Quand le corps est aligné, tout devient clair ! Remarquez comment le corps s'ajuste à nos pensées, à nos émotions. Un thorax fermé, des épaules rentrées, une modification de l'alignement des hanches, la tête légèrement baissée sont les signes d'un moral dépressif ou morose. C'est seulement lorsque le corps est aligné que l'énergie vitale circule librement. Lorsque la posture est bonne, le corps fonctionne harmonieusement et l'on ressent une certaine légèreté.

L'ajustement du corps par un spécialiste comme un ostéopathe, un chiropraticien, un orthothérapeute ou un kinésithérapeute peut être un bon point de départ. Le maintien postural par la pratique du yoga, du tai-chi ou du qi gong est aussi très efficace. Ces disciplines ont pour but de faire circuler l'énergie librement en alignant la respiration au mouvement et le corps physique à l'esprit.

Soyez conscient de votre posture lorsque vous êtes assis, debout, et surtout lorsque vous marchez. Marchez la tête haute, la ceinture abdominale engagée, comme si un fil tirait le sommet de votre tête vers le ciel. Assurez-vous de vous trouver toujours dans votre axe vertical. Utilisez les ressources adéquates pour vous aider à retrouver l'équilibre, et jetez peut-être un œil à la technique F.M. Alexander, à la méthode Feldenkrais, à l'antigymnastique ou au Trager.

LA RESPIRATION

L'oxygène est source de vie, permet de brûler les sucres et de créer de l'énergie. Très tôt dans l'enfance, nous perdons notre respiration abdominale profonde au profit d'une respiration superficielle prenant racine dans le haut des poumons. Cette façon de respirer est favorisée par le stress ou le refoulement de nos émotions. On amoindrit alors la quantité d'oxygène apportée à l'organisme, ce qui peut entraîner des troubles de constipation, de la fatigue, des insomnies, de la nervosité, une prise de poids, des troubles sexuels et des allergies en tout genre !

La respiration abdominale nous permet de nous connecter à notre ventre, à nos organes internes, à nos intestins – notre deuxième cerveau, notre profonde essence, l'endroit où se trouve le chakra sacré, le chi, la force de vie en médecine traditionnelle chinoise. Respirer proprement et profondément est la première étape vers un retour à la santé globale du corps.

La respiration yogique complète consiste à remplir complètement les poumons d'air, ce qui passe par une élévation du ventre, du thorax et des épaules et implique d'expirer longuement et complètement afin de libérer l'air vicié qui se trouve dans la partie la moins utilisée de nos poumons. Les poumons offrent de l'oxygène (O_2) à nos cellules et l'oxygène permet de créer de l'énergie et de nettoyer l'organisme en libérant les toxines du corps (CO_2).

Il est recommandé de pratiquer cette respiration consciente au minimum 3 fois par heure, ou par séries de 16 à 20 respirations profondes le matin, le midi et le soir.

Vous pouvez aussi utiliser la technique de cohérence cardiaque (cinq secondes d'inspiration et cinq secondes d'expiration). Ces techniques de respirations calment le système nerveux et favorisent l'état méditatif. Vous pouvez d'ailleurs accompagner vos exercices de respirations d'une courte méditation. Cette routine quotidienne sera gardienne de votre santé, d'un état de calme, d'harmonie et d'équilibre favorisant la clarté mentale et une connexion directe à votre intuition.

UNE ATTITUDE POSITIVE, ET L'AUTOSUGGESTION

On dit que la maladie est le résultat d'une cristallisation des émotions et qu'elle influence l'équilibre acido-basique du corps. Nos pensées influencent notre vie, mais aussi notre corps ! Nous savons aujourd'hui que nos pensées sont d'abord des impulsions électriques et énergétiques bien définies et que les cellules du corps communiquent entre elles par des impulsions électriques. Nous savons aussi que l'énergie circule là où l'attention est posée. Dès lors, la transformation de nos pensées peut nous mener vers la guérison. Nous sommes seuls détenteurs de ce pouvoir créateur sur nos vies. Des pensées joyeuses et harmonieuses ont un impact réel dans vos vies, tout comme les pensées négatives.

Soyez donc présents et engagés dans ce que vous faites, dans le moment présent, utilisez l'autosuggestion et des mantras personnels, amusez-vous dans tout ce que vous faites, riez, cherchez à retrouver régulièrement le calme à l'intérieur de vous par une marche en pleine nature ou par la méditation.

Pratiquez l'autosuggestion en transformant un dialogue intérieur négatif par son pendant positif. Définissez votre mantra de la semaine ou du mois, déterminez l'intention que vous souhaitez manifester dans la semaine ou dans le mois, et n'hésitez pas à les coucher sur le papier : des phrases qui vous soutiennent dans ce que vous désirez manifester, dans ce que vous êtes, en vous donnant la possibilité d'explorer ce que vous voulez laisser émerger dans votre vie. En voici quelques exemples : « je suis en parfaite santé », « je m'aime tel quel je suis », « je me sens bien dans mon corps et mon esprit », « je suis beau ou belle », « je suis heureux.euse », « je suis en parfaite santé et fais les meilleurs choix possibles pour ma santé et mon bien-être ». Répétez-vous ce mantra à tout moment de la journée, dans la voiture, en marchant vers votre lieu de travail, en prenant votre douche ou en méditant. Imprégnez-vous, imprégnez vos cellules de ce que vous désirez manifester en vous et autour de vous.

Par l'intermédiaire de vos mantras positifs, il est possible de vous transformer vous-même, mais aussi votre environnement.

Finalement, observez vos pensées, et lorsqu'une pensée négative survient, essayez de l'observer et d'en prendre simplement conscience, sans jugement. Tenez un journal de vos succès et prises de conscience quotidiennement. Aménagez votre espace sacré, cet espace de votre vie que vous consacrerez à vous-même. Cela peut être un espace dans votre maison et/ou un moment de la journée (le temps d'un trajet en voiture, à l'heure du déjeuner...). La création d'un espace sacré devient un rituel qui s'intercale dans votre routine. Profitez de ce moment pour méditer, respirer en conscience et répéter votre mantra personnel. En position assise ou de calme (en marchant par exemple), pensez à ce que vous voulez recevoir, pratiquez vos affirmations positives, ressentez de la gratitude pour cette nouvelle vibration qui s'installe en vous. Soyez ouvert et reconnaissant envers cet espace qui représente l'occasion d'une nouvelle transformation, d'une croissance personnelle.

L'importance du macro-environnement

Dans un sens plus large, la santé serait étroitement liée à la façon dont nous prenons soin de notre cœur par la compassion, de notre esprit par la stimulation intellectuelle et de notre âme en se montrant à l'écoute de nos intuitions et de nos passions.

L'alimentation curative ou thérapeutique est destinée à nettoyer, détoxifier et alcaliniser le corps avec efficacité. C'est le domaine des fruits et légumes, des graines germées, des breuvages verts, des superaliments et des herbes. Cette approche alimentaire peut régler bon nombre de petits (et souvent de grands) problèmes de santé. Nous savons aujourd'hui qu'une meilleure santé réside dans une approche plus globale que celle du simple « corps physique ». Il est nécessaire d'opter pour une approche holistique de notre être, qui considère tous les domaines de notre vie. Le corps physique s'épuise ou s'intoxique par notre nourriture aussi bien que par nos comportements et nos pensées.

Nos pensées négatives (la peur, la colère, l'anxiété, la solitude, la dépression, la tristesse...) et émotions réprimées génèrent un état de stress dans le corps qui engendre non seulement une panoplie de réactions chimiques et hormonales pour l'apaiser, mais qui, par conséquent, nous épuisent également. Il faut bien comprendre que ces émotions sont énergivores.

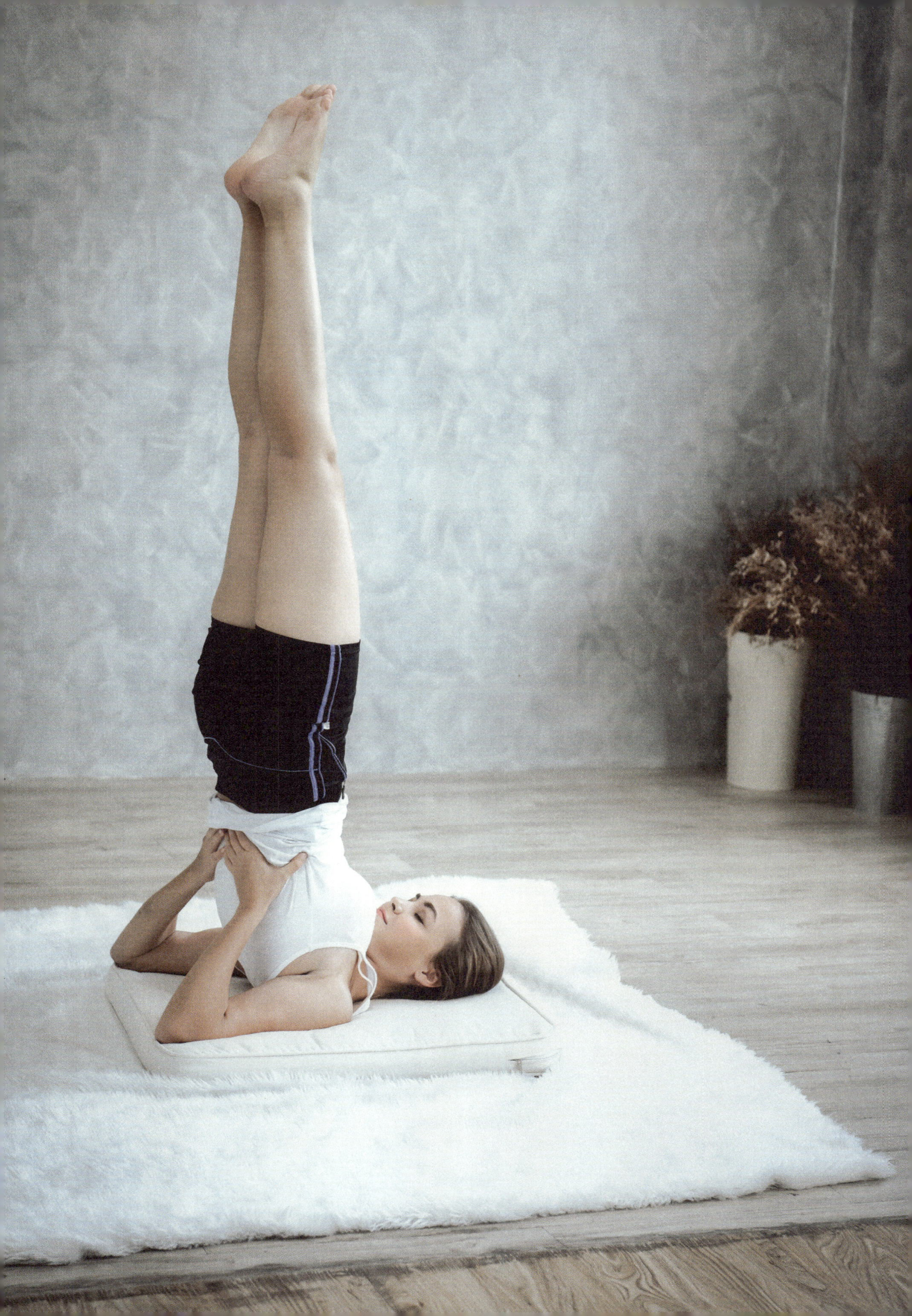

Il est primordial de prendre conscience de tous les éléments et facteurs ayant un impact sur notre santé globale. Grâce à la recherche, mais aussi à un retour aux sources, aux anciennes traditions, nous en sommes arrivés au constat que la santé du corps repose largement sur plusieurs éléments qui lui sont extérieurs, issus de notre environnement global ou « macro-environnement ». Notre santé dépendrait ainsi des éléments suivants :

- **La santé physique :** un régime alimentaire adéquat, la pratique d'une activité physique régulière, une respiration consciente et profonde, une exposition régulière au soleil, du temps dans la nature, une bonne hydratation, du repos, une bonne posture et des périodes de jeûne pour faciliter l'élimination sont autant de moyens pour favoriser une bonne santé physique au quotidien.
- **La santé intellectuelle :** notre mental a besoin d'être stimulé par l'acquisition de connaissances, l'apprentissage de nouveautés, la lecture, des formations, des conférences, des podcasts en ligne…
- **La santé émotionnelle :** il nous faut être à l'écoute de nos émotions, les accueillir et prendre les bonnes décisions en fonction du message qu'elles ont à nous offrir.
- **La santé financière :** c'est-à-dire une stabilité financière présente et future.
- **L'environnement :** nous avons besoin d'être ancré dans un lieu où l'on se sent bien. Ce peut être une maison bien rangée, agrémentée de beaux objets, pourvu d'un espace extérieur agréable et naturel (environnement naturel), calme (sans bruits parasites), de bonne relation avec le voisinage, à proximité de notre lieu de travail…
- **La santé relationnelle :** nous avons besoin d'entretenir des relations à la fois amicales et familiales saines, qui nous nourrissent et nous élèvent, nous stimulent et nous accompagnent dans notre évolution ; des relations faites d'acceptation, d'authenticité, d'amour et de confiance…
- **La sexualité, la tendresse, l'amour romantique :** le toucher, l'échange d'énergie créatrice, la tendresse, le fait d'aimer et de se sentir aimé.
- **La santé professionnelle :** elle renvoie au bien-être dans nos fonctions professionnelles, dans notre environnement de travail, au fait de se sentir utile et apprécié pour son travail…
- **Réalisation de soi/mission de vie/contribution au monde :** utiliser nos dons, nos qualités propres pour offrir quelque chose au monde, à la société ; réaliser ses passions contribue à nous donner l'envie de nous lever le matin pour accomplir notre destin.
- **La santé spirituelle :** la spiritualité renvoie à bien des dimensions. Ce peut être un sentiment de connexion à plus grand que soi, à la lumière qui existe en chacun. Ce peut-être le sentiment de faire partie d'une communauté « nourrissante » et lumineuse, d'avoir la foi et la confiance. Cela peut parfois impliquer une pratique personnelle (prière, méditation…). Quelle qu'elle soit, elle nous pousse à évoluer, à nous connaître, à viser la meilleure version de nous-mêmes.

- **La créativité :** c'est-à-dire des activités qui nous procurent de la joie (écriture, dessin, poterie, danse, musique...).
- **La relation à notre intuition profonde (à notre « âme ») :** il est important de nous montrer à l'écoute de notre intuition, de cette petite voix intérieure, de prendre le temps de converser avec elle dans les moments difficiles comme dans les moments de pure extase.

La vérité nous libère, et nous pouvons trouver plus de liberté en nous consacrant à l'étude de soi et de l'environnement dans lequel nous évoluons, en acceptant d'ouvrir les yeux et de repérer nos « schémas », ou simplement d'admettre qu'il existe des aspects ou domaines de notre vie qui ne sont pas en équilibres, qui semblent dysfonctionnels, manquants ou, à l'inverse, trop présents.

Notre corps est comme un « thermomètre ». C'est un indicateur qui nous envoie des signaux d'alarme lorsque nous nous trouvons en déséquilibre dans l'une des dimensions de notre vie. Comme on l'enseigne dans toutes les traditions spirituelles orientales, la santé du corps implique l'étude et la connaissance de soi, elle suppose l'écoute de notre intuition. Toutes les réponses se trouvent en nous.

La détoxification ou la transformation est un chemin vers la santé optimale. C'est l'art de se débarrasser de ce qui nous encombre, de s'alléger pour retrouver énergie et vitalité ; c'est se débarrasser de ce qui nous encombre d'un point de vue aussi bien physique que mental, relationnel, émotionnel, professionnel, et même au niveau de l'environnement dans lequel nous vivons.

Il est tout aussi important de prendre du recul, le temps d'une rétrospection, d'une introspection. Quels ont été nos succès, nos apprentissages, quelles sont nos forces et nos faiblesses ?

L'épuisement, le mal du siècle

L'épuisement est à l'origine de nombreux symptômes, maux et malaises d'aujourd'hui. Il serait le mal de notre ère. L'épuisement survient quand nous avons dépassé notre capacité d'adaptation à un stress trop récurrent.

Lorsque le corps est confronté à une situation de stress, il produit des hormones pour aider le corps et l'esprit à réagir avec efficacité. Les glandes surrénales produisent du cortisol et de l'adrénaline pour faire face au stress. Une anxiété financière, professionnelle ou familiale, la peur, les embouteillages, pour ne nommer que quelques exemples, sont les sources principales de stress de notre vie quotidienne. Un déménagement, un deuil, un changement de travail, une période de transition personnelle ou professionnelle, sont d'autres sources de stress plus ponctuelles qui demandent au corps une capacité d'adaptation encore plus grande que le stress quotidien. Mais la sur-sollicitation des capacités d'adaptation du corps conduit à l'épuisement des glandes surrénales La quantité d'hormones libérées par celles-ci se réduit, ce qui a un impact direct sur les systèmes endocrinien, nerveux et immunitaire.

Selon le modèle développé par le physiologiste Hans Selye, la réaction du corps face au stress se produit en trois phases :

- **La phase d'alarme.** C'est la réaction initiale au stress, la phase aiguë. Les systèmes de défense du corps sont en état d'alerte maximale. Les symptômes présents lors de cette phase sont : une augmentation du rythme cardiaque et de la respiration, une augmentation de l'éveil mental, une sudation accrue et des troubles digestifs. Le corps active la sécrétion d'hormones de protection afin de se maintenir en état d'alerte et, s'il y a blessure, la sensibilité à la douleur sera diminuée, car les messages de douleur sont minimisés. Si l'expérience en question est passagère ou rare, la tension et la douleur s'en iront dans les jours qui suivent et une personne en bonne santé n'en ressentira que très peu les effets. À ce stade, lors d'un pic de stress, les fonction digestive, assimilative et inflammatoire ralentissent afin de laisser le corps gérer l'urgence.

- **La phase de résistance.** Cette phase débute lorsque le corps commence à s'adapter au stress et à s'occuper des agents stressants. Comme les symptômes de la phase d'alarme ne sont plus apparents, la personne qui se trouve dans la phase de résistance peut oublier son état de stress. Mais le corps, lui, répond au stress de façon continue, et à un niveau plus profond. Les hormones de stress sont toujours sécrétées, en petites quantités, ce qui affecte le corps de plusieurs façons : en affaiblissant le système immunitaire, en diminuant la force des os, en compromettant les fonctions mentales et cérébrales (comme la mémoire) et en diminuant le taux d'énergie. Ceci peut se traduire par des insomnies, une plus grande irritabilité, des maux de tête et une rigidité musculaire. À ce stade, comme le taux d'hormones produit par les surrénales s'épuise, l'inflammation refait surface, ce qui a un impact sur la constriction des vaisseaux sanguins. La pression sanguine baisse, entraînant une « fuite minérale » (déminéralisation), de la fatigue, une baisse de la libido, des déséquilibres hormonaux et endocriniens, parfois même une prise de poids au niveau de la taille et du visage... À ce stade, un état dit de « burn out » commence à se faire ressentir.

- **La phase d'épuisement.** C'est la phase dans laquelle se retrouve une personne qui a dépassé les limites de la phase de résistance. La réponse du corps ressemble à celle de la phase d'alarme (anxiété, sudation), mais les conséquences sont beaucoup plus graves puisque la personne a maintenant épuisé toutes ses ressources physiques au fil des semaines, mois ou années d'un stress excessif. La phase d'épuisement correspondant à un état de burn out, qui engendre un vieillissement prématuré et le développement de toutes sortes de maladies (cancer, maladies cardiaques, diabète). Le corps envoie alors un certain nombre de symptômes tels que :
  - une baisse de l'irrigation des extrémités (main, pied, nez froids), une sécheresse de la peau ;
  - des problèmes de mémoire, d'équilibre, d'humeur, des troubles de la vision, de l'audition, une pâleur au niveau du visage... ;
  - un défaut d'élimination des toxines qui restent dans le corps et créent des proliférations fongiques, bactériennes ;
  - un effondrement du système immunitaire, un sur-nettoyage des poumons, une sécrétion accrue de mucus ;
  - une distension de la barrière intestinale, l'apparition d'une hyper-perméabilité des intestins, d'allergies, d'intolérances alimentaires ;
  - une hypoglycémie, du diabète, une hypothyroïdie ;
  - des inflammations chroniques, des rhumatismes, de l'arthrite ;
  - un défaut d'adaptation général à tous les niveaux (physique, émotionnel, moral, psychologique).

Il n'y a plus aucune résistance au stress, le corps est sans ressources. Seuls une nutrition saine et le repos sont vraiment curatifs, en plus de la mobilisation d'outils naturels comme les plantes adaptogènes.

LES PLANTES ADAPTOGÈNES

Beaucoup d'entre nous utilisons la caféine et le sucre comme moyen de stimulation de notre énergie. Mais ceux-ci peuvent avoir des effets négatifs sur notre bien-être et notre santé. Acidifiants, ils ont un impact direct sur notre réserve de minéraux ainsi que sur nos glandes surrénales et sur le système nerveux.

Des toniques composés de plantes médicinales peuvent ainsi être utilisés pour nous apporter l'énergie et la concentration mentale dont nous avons besoin ponctuellement, sans effets nuisibles sur notre santé. Ils renforcent, équilibrent

et régénèrent nos systèmes, il est donc souhaitable de de remplacer cafés et sucreries par ces différents toniques !
Les plantes adaptogènes sont énergisantes, mais leur action diffère du pic d'énergie instantanée attribué à la caféine. Une vérité parfois oubliée de la consommation quotidienne de caféine est que cette substance est un stimulant très puissant pour le système nerveux, qui ordonne au corps de libérer une cascade d'hormones liées au stress, comme le cortisol et l'adrénaline, déclenchant un état de conscience plus intense. L'inconvénient bien connu d'une consommation quotidienne de caféine est l'épuisement de nos réserves énergétiques profondes. La caféine n'a qu'une seule fonction : stimuler... et l'énergie, quand elle monte, doit nécessairement redescendre.

Les plantes adaptogènes, quant à elles, agissent sur le corps et l'esprit. Elles ont un effet sur l'organisme tout entier, lui permettant d'atteindre un état d'équilibre énergétique, plutôt que de multiplier les pics d'énergie. Elles augmentent la capacité de notre corps à s'adapter au stress, qu'il soit physique, intellectuel, psychologique et/ou énergétique. L'effet des adaptogènes se situe surtout au niveau des glandes surrénales, par l'harmonisation de la sécrétion des corticostéroïdes, et ce même si elles ne contiennent pas de substances qui s'y apparentent. Elles peuvent également agir à titre d'immunomodulatrices, puisqu'elles modifient la réponse immunitaire par voie hormonale en équilibrant les réponses hormonales de l'hypophyse.

La majorité d'entre elles proviennent de la pharmacopée chinoise (c'est le cas de l'astragale, du codonopsis, du reishi et du schisandra), ainsi que de la pharmacopée ayurvédique (comme le basilic sacré ou tulsi, l'ashwagandha, le shatavari et le shilajit). Cela s'explique par le fait que ces deux systèmes de médecine possèdent des concepts similaires et travaillent depuis longtemps avec ces plantes aux actions équilibrantes et fortifiantes sur l'ensemble de l'organisme. Les plantes « rasayana » en ayurvéda (médecine indienne), que l'on pourrait traduire par « régénératrices », et les plantes toniques du *chi* et du *sang* en médecine chinoise, c'est-à-dire qui regonflent notre énergie vitale, fonctionnent de la même manière.

Les Chinois appellent les adaptogènes les « toniques supérieurs ». Ces toniques ne traitent pas de maladies spécifiques, mais favorisent une santé générale, augmentent l'énergie de l'organisme et régulent les fonctions psychiques et corporelles. Ils doivent répondre à certains critères :

- **aider le corps à s'adapter aux différents stress** environnementaux et psychologiques ;

- **contenir au moins un des trois trésors** (le *jing*/l'essence, le *qi*/la vitalité et le *shen*/l'esprit) en quantité suffisante pour dynamiser ce trésor chez la personne qui en consomme ;
- **aider à augmenter la longévité** en accroissant la force vitale et protéger le corps afin qu'il soit en mesure de déployer son plein potentiel génétique ;
- **améliorer les fonctions du corps** et ainsi promouvoir une santé optimale ;
- **ne présenter aucun effet secondaire** et pouvoir donc être utilisés sur de longues périodes de temps, en offrant des effets cumulatifs et des bénéfices à long terme ;
- **aider à équilibrer les énergies** émotives et psychiques ;
- **avoir assez bon goût** et être faciles à digérer et à assimiler lorsqu'ils sont préparés adéquatement.

Si vous choisissiez de continuer avec votre café matinal, une option sage serait de l'allier à des adaptogènes aidant à renforcer le système immunitaire, à réduire les inflammations, à nourrir le corps et potentiellement annuler les effets secondaires du café, comme la sur-utilisation des glandes surrénales.

Vous pouvez utiliser par exemple :

- **le champignon chaga :** antioxydant, anti-inflammatoire, tonique pour le foie et la peau ;
- **le champignon reishi :** soulage l'anxiété et le stress, tonique pour le foie et les reins ;
- **le champignon cordyceps :** stimule l'énergie, la détoxification, le système immunitaire, régule la glycémie, amène plus de clarté, soutient tous les systèmes du corps ;
- **la racine d'ashwagandha :** réparatrice, tonique nerveux, immunitaire et hormonal (attention, la racine d'ashwagandha ne conviens pas aux femmes enceintes) ;
- **la racine d'astragale :** renforce l'immunité, tonique pour les glandes surrénales, pour le *qi* (la vitalité) et le *sang* ;
- **la feuille de basilic sacrée :** régule le taux de cortisol sécrété par les surrénales, en plus d'équilibrer la glycémie ;
- **Rhodolia :** adaptogène réparateur, tonique nerveux et immunitaire, elle contribue à soulager les symptômes de fatigue mentale liés au stress et aide à soutenir les fonctions cognitives ;
- **Gotu Kola :** tonique nerveux, antioxydant, il soulage l'anxiété, aide à la concentration et soutient les fonctions cognitives ;
- **Gynostemma :** tonique de longévité et du système nerveux, il soulage l'anxiété et le stress.

PROGRAMME
DE LA SEMAINE 3

PHASE D'INTÉGRATION

C'est ici que nous réintroduisons certains aliments que nous avions délaissés ces deux dernières semaines. Je vous recommande fortement de réintroduire les aliments un à la fois. Cela vous donnera la possibilité de noter comment votre corps réagit à certains types d'aliments et donc être en mesure de découvrir vos éventuelles intolérances alimentaires.

Soyez attentif aux sensations dans votre corps après chaque repas. Observez les aliments qui vous font du bien et vous donnent de l'énergie, et ceux qui ont l'effet inverse. Soyez notamment attentif à :

- **votre niveau d'énergie** ;
- **la clarté de votre mental** et votre facilité à vous concentrer ;
- **le mucus dans votre nez,** votre gorge et vos yeux ;
- **vos selles** (diarrhée ou constipation).

Votre corps est le meilleur indicateur, il vous aidera à créer une relation plus saine avec la nourriture.

Évitez de trop manger. Évitez de réintroduire des produits laitiers, du blé, du sucre et autres produits transformés durant la première semaine d'intégration. Commencez par des aliments comme les œufs, le soja, les arachides ou le maïs (bio de préférence).

Restez bien hydraté et assurez-vous, avant de manger quoi que ce soit, que vous avez vraiment faim, et non simplement soif.

Votre menu cette semaine est un mélange du menu de la phase de préparation et du menu de la phase de régénération. N'hésitez pas à continuer avec quelques repas liquides en soirée ou au petit déjeuner. Introduisez certains smoothies plus nourrissants et commencez peut-être votre journée avec un tonique.

Si vous sentez que votre capacité digestive s'affaiblit (sentiment de lourdeur), essayez de manger plus de gingembre et d'épices qui stimulent la digestion. Des tisanes de gingembre en fin de repas faciliteront également la digestion.

Assemblez vos repas de manière simple, de manière à reconnaître le vrai goût des aliments – c'est une autre façon de savoir si vous le tolérez ou non.

Les objectifs

Pour continuer sur votre lancée, il s'agit cette semaine d'**éviter les intrants de toxines** telles que les produits laitiers, le blé et gluten, produits transformés, café, sucre, alcool.

Réintégrer, un à la fois, certains aliments considérés comme potentiellement allergènes : maïs, soja, arachides, œufs, blé (sans OGM et bio), produits laitiers.

Garder quelques repas liquides le soir ou le matin, comme un smoothie pour le petit déjeuner ou un potage au déjeuner ou au dîner.

Consommer beaucoup de fruits, de légumes, d'aliments alcalins, de jus verts, de chlorophylle, de jus d'herbe de blé, de tisanes d'ortie, d'eau citronnée.

Si vous prenez des superaliments et/ou suppléments, **poursuivre la prise des suppléments et superaliments.**

Vous assurer de bien éliminer ce que vous consommez.

Bouger votre corps, pratiquer une activité physique modérée à intense deux à trois fois par semaine, y inclure peut-être des cours de yoga ou de qi gong, de tai-chi ou de danse.

S'accorder des marches en milieu de journée pour profiter du soleil.

Tenir un journal de vos observations quotidiennes.

Établir vos **affirmations positives** ou mantras personnels pour la semaine.

Pratiquer des séances de **respiration et de méditation**.

Prendre le temps de vous asseoir pour **manger en toute conscience** et dans la gratitude.

Conseils pratiques pour y parvenir

ALIMENTATION

- **Consommez beaucoup d'aliments alcalins** (ils devraient composer 70 à 80 % de votre repas).
- **Mangez beaucoup de légumes verts,** ajoutez des graines germées et des jeunes pousses à votre salade.
- **Prêtez attention aux combinaisons alimentaires** (fruits à consommer seuls, féculent à marier avec des légumes, protéines avec légumes également, et à l'inverse, ne pas mélanger les féculents et les protéines).
- **Ajoutez de la chlorophylle à votre eau,** buvez des tisanes d'ortie, de l'eau citronnée, des mélanges de tisanes (bardane, guimauve, pissenlit), des bouillons de miso (probiotique).
- **Gardez des repas liquides** dans votre menu de la semaine.
- **Remplacez le café par une tasse d'eau chaude avec un citron,** du gingembre frais et du piment de Cayenne, un thé vert, un thé chai, une tisane de plante médicinale ou un tonique (voir recettes page 116).

EAU

- **Lorsque vous avez faim,** buvez de l'eau en priorité.
- **Buvez au moins 2 litres d'eau par jour.**
- **Débutez votre journée avec un verre d'eau,** ainsi qu'une tasse d'eau chaude citronnée.
- **Buvez un verre d'eau quinze minutes avant chaque repas.** Vous pouvez aussi vous préparer une tisane d'herbes après chaque repas.

ACTIVITÉ PHYSIQUE

- **Allez marcher après chaque repas,** en particulier celui du soir. Il est temps d'intégrer des rituels dans votre routine quotidienne !
- **Ajoutez une activité physique à votre routine hebdomadaire** (yoga, qi gong, aérobie, danse, tennis...)
- **Laissez-vous tenter par de nouvelles activités physiques,** sociales ou spirituelles.

REPOS

- **Intercalez une période de respiration** et de méditation dans votre journée (dix minutes suffisent).
- **Prenez des bains au sel de mer et/ou au sel Epsom,** ajoutez-y 6 à 12 gouttes d'huile essentielle de lavande ou une autre huile essentielle que vous aimez.
- **Dormez au moins huit heures par nuit** et assurez-vous d'être au lit et prêt à dormir dès 22 heures. Les heures de sommeil avant minuit sont les plus réparatrices.

LES SUBSTITUTS AUX ALIMENTS À ÉVITER

Essayez de remplacer le fromage par des fromages végétaux (à base de noix de cajou) ou de l'avocat. Utilisez des boissons à l'amande ou aux noix à la place des produits laitiers. En guise d'en-cas, optez pour un fruit, quelques noix, un jus vert ou un smoothie vert. Utilisez le sarrasin, l'avoine, le riz sauvage ou brun, le quinoa ou le millet qui sont sans gluten.

LES MENUS TYPES

Petit déjeuner : commencez votre journée avec un tonique de cappuccino au reishi et un smoothie nourrissant, un bol de fruits ou un bol de chia à base de boisson à l'amande, des graines de chia, des graines, des noix et des fruits, ou un bol de fruits ou encore un bol de gruau sans gluten.

Déjeuner : un ragoût (ou curry) avec tous vos légumes favoris auxquels vous ajoutez une protéine végétale. Une soupe consistante. Une protéine avec des légumes en purée ou sautés ou cuits à la vapeur, accompagné d'une salade verte. Un plat de quinoa, de sarrasin ou de millet avec des légumes.

Dîner : une soupe, un potage, ou la même chose que pour le repas du midi si vous avez besoin de plus.

MENU TYPE PHASE D'INTÉGRATION

	LUNDI	MARDI	MERCREDI	JEUDI	VENDREDI	SAMEDI	DIMANCHE
MATIN	Lait au curcuma (p. 116)	Thé chai (p. 116) et smoothie aux baies (p. 119)	Latté matcha (p. 118) et smoothie noix de cajou et curcuma (p. 119)	Cappuccino aux champignons médicinaux (p. 118)	Élixir pour les surrénales (p. 118)	Tonique au curcuma (p. 118) et smoothie vert crémeux (p. 119)	Lait d'or (p. 116)
COLLATION	Jus vert et menthe (p. 89)	Jus vert de vert (p. 46)	Jus tonique pour le foie (p. 89)	Limonade alcaline (p. 89)	Smoothie au chia (p. 40)	Jus tonique pour le foie (p. 89)	Jus vert de vert (p. 46)
MIDI	Salade et craquelin avec du pâté aux herbes et aux noix (p. 121)	Bol végétalien (p. 45)	Taboulé d'hiver (p. 88)	Mijoté de lentilles (p. 120)	Taboulé d'hiver version courge rôtie (p. 88)	Salade et craquelin avec du houmous de légumes racines (p. 122)	Petites quiches sans croûte (p. 120)
SOIR	Taboulé d'hiver (p. 88)	Mijoté de lentilles (p. 120)	Potage de panais (p. 122)	Petites quiches sans croûte (p.120) et verts d'hiver (p. 121)	Potage poireau et courge musquée (p. 87)	Riz au chou-fleur et shiitaké (p. 120)	Soupe immunité (p. 87)

Les toniques vous aideront à remplacer vos cafés du matin ou vos pertes d'énergie en milieu de journée. Ils contribuent à renforcer le système immunitaire, réduire l'inflammation et nourrir le corps.

PÂTE DE CURCUMA

Ajoutez cette pâte à votre tonique ou dans un lait au curcuma, un lait d'or ou une vinaigrette.

20 g de curcuma en poudre • ½ c. à café de poivre noir moulu • 125 ml d'eau

Mélangez tous les ingrédients dans une petite casserole, à feu moyen jusqu'à ce que le mélange épaississe : c'est rapide. Laissez reposer et garder hermétiquement fermé dans le frigo.

LAIT D'OR

Anti-inflammatoire, ce « lait » est une version nourrissante de la recette traditionnelle. Servir tiède ou faire chauffer le « lait » doucement dans une casserole avant de mélanger pour une version chaude.

500 ml de boisson à l'amande ou de chanvre (pour une version moins épaisse, couper de moitié la quantité de boisson et allonger avec de l'eau, jusqu'à la consistance désirée) • 1 morceau de racine de curcuma frais ou 1 c. à soupe de curcuma en poudre ou de pâte de curcuma • 1 datte ou miel ou stévia pour sucrer (au goût) • ½ c. à café de cannelle

Mélanger tous les ingrédients dans un mixeur à haute vitesse. Pour un mélange encore plus fortifiant, ajouter 1 c. à café de ghee ou d'huile de coco. Vous pouvez également ajouter 2 c. à café de baies de Goji pour un effet plus antioxydant. Filtrer au besoin avant de servir.

LAIT AU CURCUMA

Renforce le système immunitaire et réduit l'inflammation.

250 ml de boisson végétale • ½ c. à café de curcuma en poudre • ½ c. à café de gingembre râpé ou en poudre • ⅛ c. à café de garam masala • Stévia ou miel non pasteurisé pour sucrer (au goût)

Mélanger tous les ingrédients dans une casserole et faire chauffer. Filtrer avant de servir.

THÉ CHAI OU THÉ DU YOGI

Énergisant et réconfortant, ce thé vous aidera à oublier votre café du matin ! Les épices garderont votre feu digestif actif.

470 ml d'eau • 1 morceau de gingembre râpé • ½ c. à café de cannelle • ¼ de c. à café de graines de fenouil • 2-3 grains de poivre noir • 4 gousses de cardamome verte • 1-2 sachets de thé (vert, Rooibos ou gynostemma) • 180-230 ml de boisson végétale

Placer l'eau et les épices dans une casserole et porter à ébullition pendant 2-3 minutes. Puis, ajouter le sachet de thé et laisser infuser pendant 1 à 2 minutes. Filtrer les épices et les sachets de thé et placer la préparation dans un mixeur. Ajouter la boisson végétale et mixer. Vous pouvez aussi passer l'étape du mixeur pour servir immédiatement.

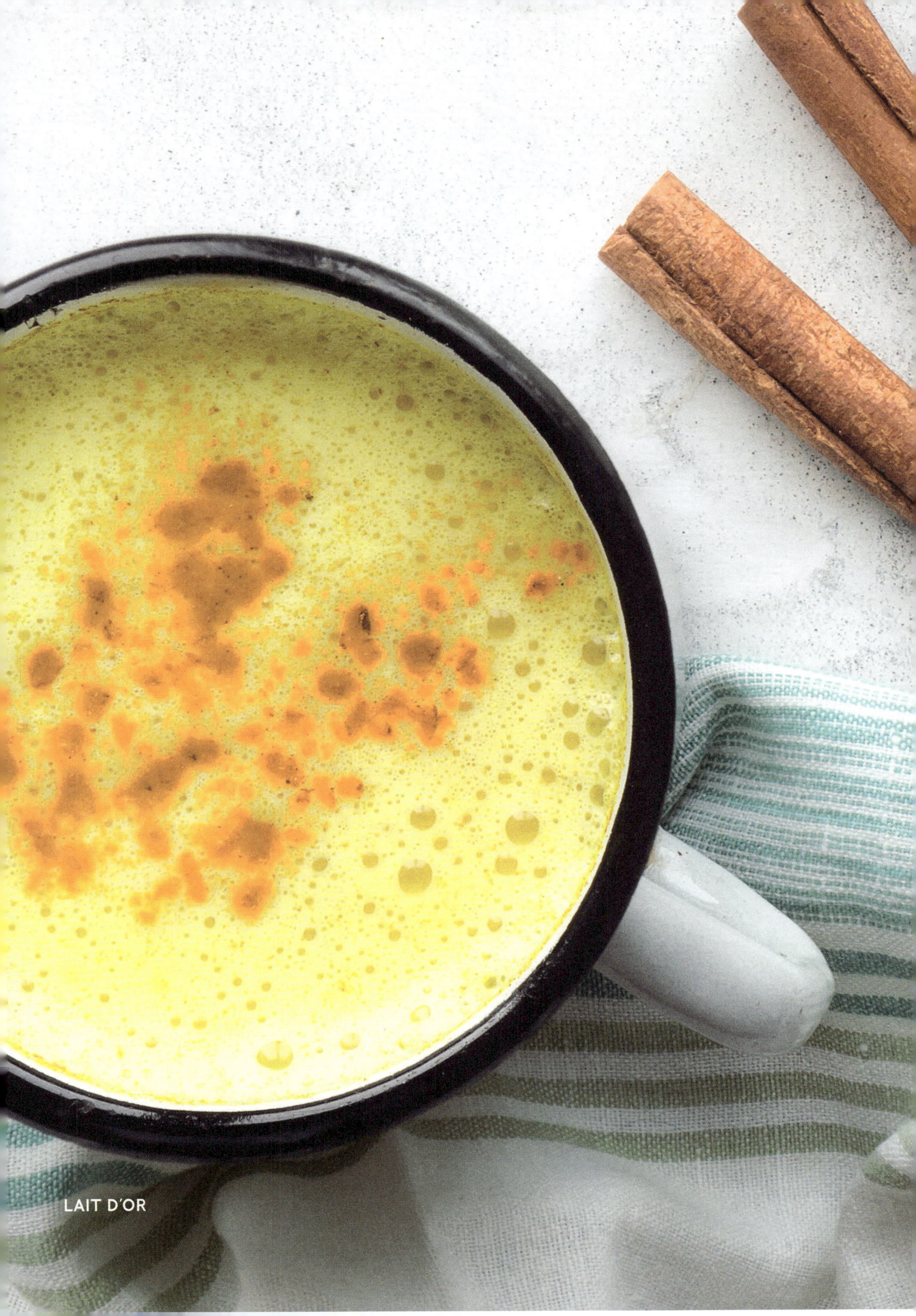
LAIT D'OR

CAPPUCCINO AUX CHAMPIGNONS MÉDICINAUX

Le gynostemma est connu en médecine chinoise pour sa capacité à réguler l'énergie et le poids, à soutenir le système immunitaire et à aider la digestion et l'absorption de la nourriture.

1 sachet de thé gynostemma trempé dans l'eau pendant 10 minutes • ½-1 c. à café de reishi et/ou ½-1 c. à café de chaga et/ou ½-1 c. à café de cordyceps (optionnel) • 1 c. à soupe d'huile de coco ou de ghee (optionnel) • 80 g d'amandes trempées ou 35 g de graines de chanvre • Miel cru ou stévia pour sucrer • Cannelle pour saupoudrer • 470 ml d'eau

Faire bouillir l'eau avec le sachet de thé gynostemma et laisser infuser pendant 10 minutes. Verser tous les ingrédients sauf la cannelle, y compris le thé, dans le mixeur et mélanger pendant 1 minute (jusqu'à ce que la préparation soit à la fois mousseuse et lisse). Servir immédiatement, parsemé de cannelle.

Si vous n'avez pas de thé gynostemma, vous pouvez utiliser du pissenlit ou 1 cuillerée à soupe de cacao cru en poudre en guise de base. Si vous cherchez un substitut au café, ajoutez de la poudre de cacao : cela vous apportera une énergie douce et soutenue toute la matinée.

LATTÉ MATCHA

Une boisson spéciale coup de fouet, très énergique !

250 ml de boisson végétale (+ 125 ml de glaçons pour une dégustation froide) • 1 c. à café de poudre de matcha • Stévia ou miel non pasteurisé pour sucrer

Faire chauffer la boisson végétale et verser sur le matcha tout en brassant pour bien mélanger les ingrédients. Ajouter les glaçons pour une boisson froide.

ÉLIXIR POUR LES SURRÉNALES

Cet élixir viendra soutenir votre système nerveux et donner de l'énergie à votre corps.

250 ml de boisson végétale • ½ c. à café d'huile de coco • 2 c. à café de cacao cru ou caroube en poudre • ½ c. à café de poudre de maca • ½ c. à café de poudre de chaga comestible (ou reishi ou cordyceps) • ½ c. à café de poudre de camu camu (optionnel) • ¼ de c. à café de poudre d'ashwaganda • ⅛ c. à café de cannelle • 1 pincée de piment de Cayenne • 1 pincée de vanille • Stévia ou miel non pasteurisé pour sucrer

Mélanger tous les ingrédients dans une casserole et faire chauffer. Filtrer avant de servir.

TONIQUE AU CURCUMA

Nettoie et prépare le système digestif, parfait pour débuter la journée ou après un repas.

1 citron épluché • 7,5 cm de racine de curcuma ou ½ c. à café de curcuma en poudre • 2,5 cm de gingembre ou ½ c. à café de gingembre râpé ou en poudre • 125 à 250 ml d'eau • 1 pincée de cardamome, de piment de Cayenne et de poivre noir (une pincée de chaque, au goût) • Stévia ou miel non pasteurisé pour sucrer

Mettre le curcuma, le gingembre et les quartiers de citron dans un extracteur de jus. Récupérer le jus et y ajouter le reste des ingrédients. Bien mélanger. Servir chaud ou froid.

LES SMOOTHIES

Les smoothies sont un excellent moyen de nourrir votre corps en lui apportant des nutriments essentiels. Ils sont conçus pour remplacer un repas (comme le petit déjeuner) ou comme collation pré ou post-entraînement.

SMOOTHIE AUX BAIES

Riche en minéraux, acides gras essentiels, vitamine E. Des bienfaits pour le transit intestinal et pour la peau.

½ banane • 125 g de petits fruits mélangés • 250 ml de boisson à l'amande non sucré • 1 c. à soupe de purée d'amande • 1 c. à café de graines de lin moulues • ½ c. à café de cannelle en poudre • 1 c. à café de miel ou stévia • ½ c. à café de graines de chia

Mélanger tous les ingrédients à l'aide d'un mixeur jusqu'à obtenir une consistance lisse.

SMOOTHIE NOIX DE CAJOU ET CURCUMA

Soutenant et frais.

½ banane • 80 g d'ananas • 2 c. à soupe de noix de cajou crues • ½ c. à café de graines de chia • 1 c. à café de curcuma • 250 ml de boisson à l'amande non sucré • 250 ml d'eau

Mélanger tous les ingrédients à l'aide d'un mixeur jusqu'à obtenir une consistance lisse.

SMOOTHIE VERT CRÉMEUX

Réconfortant.

½ banane • 125 g d'épinards • 150 g de chou-fleur finement râpé ou ½ avocat • 250 ml de boisson à l'amande non sucré • 1 c. à soupe de beurre d'amande • 1 c. à café de miel ou stévia • 250 ml d'eau

Mélanger tous les ingrédients à l'aide d'un mixeur jusqu'à obtenir une consistance lisse.

LES PLATS PRINCIPAUX

De nouveaux repas pour continuer de bien nourrir sont corps et son esprit.

MIJOTÉ DE LENTILLES

Réconfortant, ce mijoté est également une excellente source de fibres qui favorisent la digestion et la satiété.

1 c. à soupe d'huile d'olive extra-vierge • 125 g d'oignon haché • 2 gousses d'ail émincées • 50 g de carotte épluchée et hachée • 60 g de céleri haché • 275 g de lentilles vertes rincées et égouttées • ½ c. à café de thym séché • 1,5 l de bouillon de légumes ou d'eau • 6 g de persil frais haché • 6 g d'aneth frais haché • 125 g d'épinards hachés • 1 c. à soupe de vinaigre de cidre • Sel de mer • Poivre fraîchement moulu

Faire chauffer l'huile d'olive dans une grande casserole à feu moyen. Ajouter l'oignon, l'ail, les carottes et le céleri. Laisser mijoter jusqu'à ce qu'ils soient ramollis (environ 5 minutes) Ajouter les lentilles, le thym et le bouillon de légumes ou l'eau. Couvrir et laisser mijoter jusqu'à ce que les lentilles soient tendres, soit environ 30 à 40 minutes. Incorporer enfin le persil, l'aneth et les épinards et laisser mijoter 5 minutes. Assaisonner avec le vinaigre de cidre. Saler et poivrer au goût.

PETITES QUICHES SANS CROÛTE

Parfait pour les déjeuners et les lunchs. Source de protéines qui favorise la satiété.

2 c. à soupe d'huile d'olive extra-vierge • 250 g de toute combinaison de légumes et d'herbes hachées (patate douce, chou-fleur, carottes, chou frisé, oignon rouge, persil, coriandre...) • 450 g de salade mesclun • 10 gros œufs • 60 ml de boisson à l'amande • Sel de mer • Poivre fraîchement moulu

Préchauffer le four à 180 °C. Graisser douze moules à muffins avec 1 cuillerée à soupe d'huile d'olive. Faire chauffer le reste de l'huile d'olive dans une sauteuse, à feu vif. Ajouter les légumes hachés. Faire sauter jusqu'à ce que le tout soit tendre et que l'excès de liquide se soit évaporé. Répartir les légumes cuits dans les moules à muffins. Battre les œufs dans un grand bol avant d'y ajouter la boisson à l'amande. Assaisonner avec du sel et du poivre. Répartir le mélange d'œufs uniformément dans les moules à muffins, en remplissant chaque moule à peu près à la moitié. Laisser cuire au four pendant 12-15 minutes jusqu'à ce qu'ils soient bien dorés. Servir avec une poignée de salade mesclun. Conserver dans un récipient hermétique dans le réfrigérateur pendant trois jours ou au congélateur.

RIZ AU CHOU-FLEUR ET SHIITAKÉ

Outre la vitamine et les antioxydants, le chou-fleur, source de manganèse, contient des caroténoïdes et est riche en phytonutriments qui réduisent le stress oxydatif et les maladies qui y sont associées. Le shiitaké, pour sa part, stimule le système immunitaire et ralentit le vieillissement.

450 g de chou-fleur finement râpé en « riz » ou riz brun cuit • 1 c. à café de sel de mer

• 1 c. à café de poivre fraîchement moulu • 1 gousse d'ail • 1 c. à café de gingembre frais épluché et émincé • 60 g d'oignon • 50 g de carottes hachées • 30 g d'oignons verts émincés • 220 g de champignons shiitaké, les tiges enlevées, les têtes émincées • 2 c. à soupe d'huile d'olive • 2 c. à soupe de tamari • 1 c. à soupe de vinaigre de riz

Porter une casserole d'eau à ébullition. Y ajouter le chou-fleur râpé et laisser cuire jusqu'à ce qu'il devienne translucide, environ 3-4 minutes. Égoutter le chou-fleur dans une passoire. Assaisonner avec du sel et du poivre. Verser l'huile d'olive dans une poêle sur feu moyen. Y ajouter l'ail et le gingembre, laisser cuire 2-3 minutes. Ajouter les oignons et les carottes, laisser cuire jusqu'à ce qu'ils ramollissent. Ajouter les champignons et laisser cuire à nouveau jusqu'à ce qu'ils soient tendres. Ajouter enfin le chou-fleur, le tamari et le vinaigre. Bien mélanger.

Le riz de chou-fleur se trouve facilement, tout prêt, dans de nombreuses épiceries. Si vous n'en avez pas, pulsez simplement les fleurons crus de chou-fleur dans le bol d'un mixeur. Le riz de chou-fleur peut être utilisé comme alternative dans toute recette à base de riz. Utiliser du riz brun, du millet ou du riz sauvage à la place si vous le souhaitez.

PÂTÉ AUX HERBES ET AUX NOIX

Riche en fibre, en gras de bonne qualité et en protéines.

300 g de noix • 30 g d'oignon rouge haché • 2 gousses d'ail émincées • 20 g de persil frais sans les tiges • 2 c. à soupe d'huile d'olive • 1 c. à soupe de vinaigre de cidre • Sel de mer

Préchauffer le four à 180 °C. Placer les noix dans un plat tapissé de papier cuisson. Faire griller les noix au four jusqu'à ce qu'elles soient dorées, soit environ 5 minutes. Retirer du four et laisser refroidir complètement. Dans le bol d'un robot, mélanger les noix grillées, les oignons, l'ail et le persil. Continuer de mélanger tout en ajoutant une pincée de sel de mer, du vinaigre et l'huile d'olive. Il suffit maintenant d'ajouter de l'eau jusqu'à obtenir la consistance désirée. On peut aussi utiliser des noix de cajou, des amandes, des graines de citrouille ou des graines de tournesol.

VERTS D'HIVER

Riches en fibres, les légumes verts contiennent vitamines et minéraux comme le magnésium, le calcium et le fer.

2 c. à soupe d'huile d'olive extra-vierge • 125 g d'oignon rouge émincé • 3 gousses d'ail émincées • 1 kg de légumes verts d'hiver, à tiges et en tranches (feuilles vertes, blette, chou frisé...) • Sel de mer • Poivre fraîchement moulu • 2 c. à café de vinaigre de cidre

Faire chauffer 1 cuillerée à soupe d'huile d'olive dans une grande poêle à feu moyen-doux. Y verser les oignons et l'ail, faire cuire jusqu'à ce que les oignons sont tendres et dorés, soit environ 10 minutes. Retirer les oignons de la poêle. Faire chauffer le reste de l'huile dans la poêle, y ajouter autant de légumes verts que possible, assaisonner de sel et de poivre. Laisser cuire jusqu'à ce que l'ensemble soit tendre. Incorporer les oignons et le vinaigre. Assaisonner de sel et de poivre au goût.

HOUMOUS DE LÉGUMES RACINES

Les légumes racines sont reminéralisants, rassasiants et stimulent l'immunité. Ils offrent aussi un cocktail de vitamines, minéraux et oligoéléments qui nous font défaut en hiver.

150 g de carottes hachées (ou betterave ou courge) · ½ c. à café d'huile de coco ou d'huile d'olive extra-vierge pour la cuisson des légumes · 2 c. à soupe d'huile d'olive · 1 c. à café de piment rouge en flocons · Sel de mer · 200 g de pois chiches, cuits ou en conserve · 2 c. à soupe de jus de citron frais 2 gousses d'ail émincées · Poivre fraîchement moulu

Préchauffer le four à 200 °C. Mélanger les carottes avec l'huile, le piment, l'ail et une pincée de sel. Disposer le tout sur une plaque recouverte de papier cuisson et faire rôtir au four pendant 8-10 minutes, jusqu'à ce qu'elles soient bien dorées. Verser les carottes rôties, les pois chiches et le jus de citron dans un mixeur. Pendant qu'il mixe, ajouter 2 cuillères à soupe d'huile d'olive. Continuer de mixer jusqu'à obtenir une texture lisse (ajouter de l'eau si besoin). Assaisonner avec du sel et du poivre au goût.

POTAGE DE PANAIS

Excellent substitut aux pommes de terre, le panais contient moins de calories et il est riche en fibres, ce qui fait de lui un ingrédient indispensable et délicieux dans les soupes et les ragoûts.

2 c. à soupe d'huile d'olive extra-vierge · 125 g d'oignon haché · 1 c. à café de thym séché · 1 c. à café de sel de mer · 1 c. à café de poivre fraîchement moulu · 600 g de panais épluchés et hachés · 1 pomme verte épluchée, épépinée et hachée · 1 patate douce épluchée et hachée · 1,5 l de bouillon de légumes ou d'eau · Sel de mer · Poivre fraîchement moulu

Faire chauffer l'huile dans une grande casserole à feu moyen-élevé. Ajouter l'oignon et laisser cuire jusqu'à ce qu'il devienne translucide (environ 5 minutes). Ajouter le thym séché, le sel et le poivre. Mélanger. Ajouter ensuite les panais, la pomme, la patate douce et le bouillon ou de l'eau. Porter à ébullition, réduire le feu et laisser mijoter jusqu'à ce que les légumes soient tendres, environ 10 minutes. Passer la préparation au mixeur pour la réduire en purée. Remettre dans la casserole, saler et poivrer au goût.

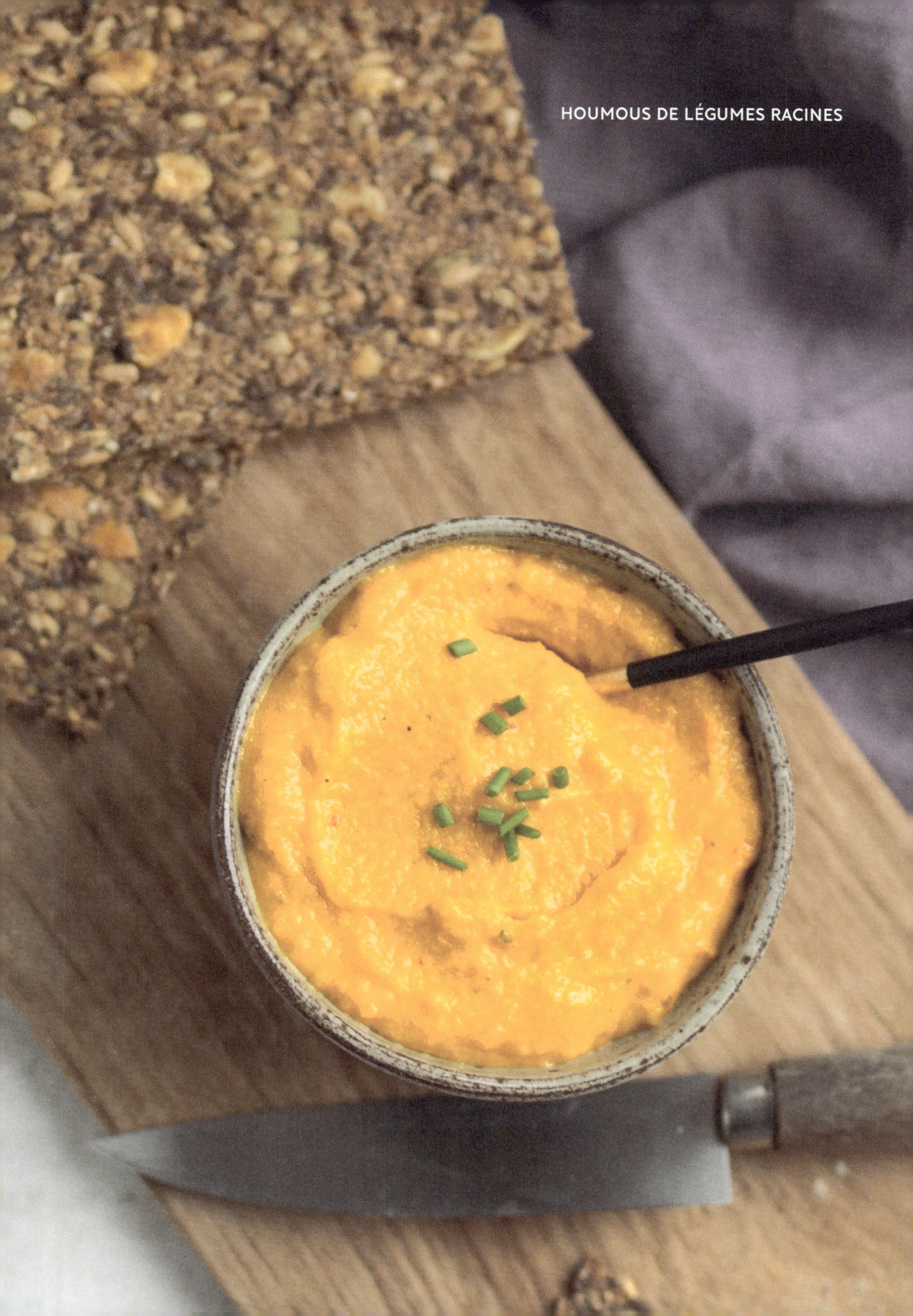
HOUMOUS DE LÉGUMES RACINES

Les exercices

FAIRE LE POINT SUR LA PHASE DE RÉGÉNÉRATION

Félicitations ! Vous avez passé la phase semi-liquide. Prenez un moment pour réfléchir à cette expérience avant de poursuivre.

- **Quelles sont les grandes idées** qui vous sont venues durant cette phase ?
- **Qu'avez-vous appris** sur votre relation avec la nourriture ?
- **Existe-t-il des habitudes alimentaires** que vous ne souhaitez plus entretenir ?
- **Qu'est-ce qui vous est apparu plus clair**, quelles idées, inspirations, expériences ?

OBSERVER SON MACRO-ENVIRONNEMENT

Il est tout aussi important de prendre du recul face à notre environnement que vis-à-vis de nous-même.

Voici plusieurs questions pour vous aider dans cette démarche. C'est un excellent moyen de déterminer ce que vous désirez changer, obtenir ou vivre dans chacune des dimensions de votre vie, de votre macro-environnement.

La santé physique

- Considérez-vous que vous êtes en parfaite santé ? Ressentez-vous un bien-être dans votre quotidien ? Quel est l'état général de votre corps physique ?
- Comment aimeriez-vous vous sentir au niveau de votre santé en général, de votre bien-être, de votre vitalité et de votre énergie ?

La santé intellectuelle

- Vous sentez-vous suffisamment « nourri » intellectuellement ?
- Si non, comment aimeriez-vous être nourri mentalement ? Sous quelle forme ?
- Vous sentez-vous efficace au quotidien ? Atteignez-vous chaque objectif que vous vous fixez chaque jour ?
- Comment définiriez-vous votre productivité, vos performances à la maison et dans votre travail au quotidien ?

La santé émotionnelle

- Vous sentez-vous en paix au niveau de l'esprit ? Où en est votre stabilité émotionnelle et psychologique ?
- Comment aimeriez-vous vous sentir émotionnellement et psychologiquement chaque jour ?

La santé financière

- Comment vous sentez-vous à propos de votre situation financière, présente et future ?
- Comment souhaitez-vous vous sentir à propos de votre situation financière ?

L'environnement

- Dans quel genre d'environnement vivez-vous ? Dans quel genre d'environnement travaillez-vous ? Y êtes-vous bien ?
- Si non, dans quel type d'environnement aimeriez-vous vivre et travailler ?

La santé relationnelle

- Comment vous sentez-vous dans vos relations amicales, familiales et professionnelles ?
- Comment aimeriez-vous vous sentir ou qu'aimeriez-vous vivre avec les différentes personnes que vous côtoyez au quotidien ?

La sexualité et l'amour romantique

- Que pensez-vous de la qualité globale de votre relation intime ? Si vous n'êtes pas en ce moment dans une relation intime, vous pouvez aussi évaluer votre dernière relation.
- Comment aimeriez-vous vous sentir dans votre relation intime ou dans celle à venir ?

La santé professionnelle

- Êtes-vous satisfait par votre travail ? Celui-ci est-il en lien avec votre mission de vie ou ces deux choses sont-elles distinctes ? Votre vie professionnelle vous paraît-elle en adéquation avec vos valeurs, votre personnalité ? Vos talents sont-ils mis à profit ?
- Qu'aimeriez-vous vivre ou penser de votre carrière ou de votre entreprise ?

Réalisation de soi / mission de vie / contribution au monde

- Quelle est votre mission de vie ? Qu'elles sont vos passions ?
- Qu'aimeriez-vous apporter au monde ? Comment aimeriez-vous contribuer autour de vous (que ce soit dans la vie des gens, dans la société, dans le monde, pour la planète) ?

La santé spirituelle

- Avez-vous une pratique spirituelle ? Êtes-vous satisfait de cette pratique ou de la communauté dans laquelle elle s'insère ? Sentez-vous que vous êtes en constante évolution de votre être ?

- Comment aimeriez-vous vous sentir en matière de connexion spirituelle ? Comment aimeriez-vous évoluer ? Par quel(s) moyen(s) aimeriez-vous apprendre à mieux vous connaître ou à évoluer en tant qu'être humain ?

La créativité

- Disposez-vous de moments pendant lesquels vous pouvez explorer votre créativité (par l'art, l'écriture, l'imagination, la danse, en allant au musée, en jouant d'un instrument de musique, en allant voir un concert...) ?
- Aimeriez-vous intégrer plus de créativité dans votre vie ? Comment ?

La relation à notre intuition profonde

- Quelle est votre relation avec vous-même ? Êtes-vous à l'écoute de votre intuition, de votre petite voix intérieure ? Êtes-vous plus souvent à l'écoute de la petite voix qui sonne juste pour vous, celle qui résonne harmonieusement avec vos valeurs et identité ?
- Quel type de relation aimeriez-vous avoir avec vous-même ?

Vous êtes né avec votre lumière intérieure, votre intuition, cette authenticité ou profonde identité qui est votre vraie nature, et vous mourrez avec elle. Il s'agit de cette petite voix au fond de vous qui connaît toujours la vérité à votre sujet, d'un point de vue physique, mental, émotionnel, énergétique.

C'est cette partie de vous qui sait toujours ce qui est bon pour vous, votre plus grande admiratrice et votre meilleur coach, la partie de vous qui vous adresse des messages d'amour. C'est elle, le plus grand guérisseur que vous pouvez exploiter, plus que n'importe quelle médecine, plus que n'importe quel médecin.

Tous les éléments de votre macro-environnement sont liés entre eux, interdépendants et nécessaires dans la prise en charge de votre santé globale. Ils ont un rôle à jouer dans le maintien de votre santé et de votre bien-être au quotidien. Et inversement, vous comprendrez que sans la santé, l'énergie et la vitalité, il est difficile de maintenir l'harmonie et l'équilibre dans toutes ces dimensions. D'où l'importance de prendre soin de la santé du corps physique, de son énergie et de sa vitalité, tout en restant connecté à son guide intérieur.

CHOISIR LES AFFIRMATIONS POSITIVES DE LA SEMAINE

L'autosuggestion et la pensée positive sont une des clés de la santé optimale. Mettez sur papier les déclarations positives que vous voulez intégrer dans votre vie, dans votre quotidien cette semaine. Des phrases qui vous soutiennent dans ce que vous désirez manifester, des phrases qui soutiennent qui vous êtes en vous donnant la possibilité d'explorer ce que vous voulez laisser émerger dans votre vie. Voici quelques exemples d'affirmations : « je suis en parfaite santé », « je fais des choix sains pour mon bien-être », « je m'aime comme je suis », « je suis beau.belle », « j'attire et vis dans l'abondance », « je suis heureux.euse chaque jour », « je me sens bien dans mon corps et mon esprit », « je possède une réserve phénoménale d'énergie et de vitalité ». Trouvez l'affirmation qui vous conviendra le mieux, et lancez-vous.

CRÉER SON ESPACE SACRÉ

L'espace sacré est l'espace dans votre vie que vous consacrez à vous-même. Cela peut être un espace dans votre maison et/ou un moment de la journée (tôt le matin, en soirée, dans la voiture, sur l'heure du déjeuner...). La création d'un espace sacré devient un rituel qui s'imbrique dans votre routine. Prenez ce moment pour méditer, respirer et répéter votre mantra personnel. En position assise ou de calme (en marchant), pensez à ce que vous voulez recevoir, pratiquez vos affirmations positives, ressentez de la gratitude pour cette nouvelle vibration qui s'installe en vous. Soyez ouvert et reconnaissant pour cet espace qui représente l'occasion d'une nouvelle transformation, de croissance personnelle.

SE FIXER DES OBJECTIFS POUR LA SEMAINE

Quels sont vos objectifs cette semaine ? Quels sont vos défis ?

Profitez de ce moment pour ajouter à votre liste un objectif en lien avec les « neuf docteurs » qui vous ont été présentés précédemment (voir à partir de la page 97) et/ ou avec votre macro-environnement (voir page 102). Ajoutez une action supplémentaire à accomplir chaque jour, cette chose que vous désirez faire (peut-être depuis longtemps), mais qui implique que vous sortiez de votre zone de confort.

Prenez ensuite quelques notes dans votre journal de bord avant d'aller vous coucher :

- Qu'avez-vous accompli ce jour ? Quelles sont vos victoires ? Où en êtes-vous par rapport à vos objectifs ?
- Quelles sont les réactions physiques et émotives que vous avez expérimentées ?
- Que désirez-vous vraiment ?
- Pourquoi désirez-vous cela, quelles sont les émotions qui vous poussent à le vouloir ?
- Quel est l'impact de vos démarches sur le monde ? Sur vous ? Pour quel résultat final ?

Formulez et posez par écrit votre intention et vos objectifs de la semaine, qui motivent votre défi. Décrivez-les de façon précise et établissez votre plan d'action !

ORGANISER SON JOURNAL DE BORD

Organisez votre journal de bord en y ajoutant vos objectifs et défis de la semaine à venir.

Les pratiques énergétiques

Vous pouvez continuer de pratiquer l'exercice de respiration présenté durant la phase de régénération, la purification des nadis, qui nettoie les canaux énergétiques du corps (voir page 91).

Si vous vous sentez fatigué, revenez aussi à la « respiration de feu » ou à la respiration yogique complète, qui vous redonneront de l'énergie (voir page 53).

Finalement, essayez les exercices de cohérence cardiaque et la méditation sur la gratitude et le cœur présentés ci-dessous lors de vos moments de méditation ou de calme.

LA COHÉRENCE CARDIAQUE

Elle consiste à remplir complètement les poumons d'air ce qui implique l'élévation du ventre, du thorax et des épaules, puis de vider complètement l'air des poumons.

La durée des respirations et des expirations est de 5 secondes.
Débutez par de courtes inspirations/expirations, puis augmenter le décompte au fur et à mesure jusqu'à atteindre les 5 secondes. Répétez pendant 1 à 3 minutes pour commencer.

LA MÉDITATION SUR LA GRATITUDE ET LE CŒUR

La pratique de techniques de respiration accompagnée d'une courte méditation est une routine quotidienne qui est gardienne de votre santé, d'un état de calme, d'harmonie, d'équilibre et permet une clarté mentale et une connexion directe à votre intuition.
En posture assise, le dos bien droit, fermez les yeux et débuter par 8 à 16 respirations yogiques complètes (voir page 53).

Ensuite portez votre attention à votre cœur, au centre de votre poitrine et répétez intérieurement pendant 3 minutes : « amour, compassion, bienveillance, gratitude », jusqu'à ce qu'éventuellement vous ressentiez ces sentiments dans votre cœur. Ressentez votre énergie s'épandre au-delà de votre corps physique. Vous devriez vous sentir plus léger, plus libre et plus joyeux.

Terminez la séance par votre mantra personnel à répéter et/ou prenez un moment pour identifier trois éléments de votre vie présente pour lesquels vous ressentez de la gratitude.

POST-CURE

STABILISATION DES ACQUIS

Félicitation ! Vous êtes arrivé au terme de ce défi ainsi que de vos défis personnels, avec courage, force, bienveillance et avec tout l'amour que vous avez pour vous-même. Soyez fier de vous !

Il est temps de célébrer tout ce chemin parcouru. Prenez le temps de vous féliciter et de vous honorer ! Offrez-vous un soin du visage, un massage, une soirée ou une journée au spa, procurez-vous ces produits naturels pour le visage et le corps qui sentent si bon, une journée de marche voire de randonnée en montagne... Bref, gâtez-vous !

La suite aura pour but de continuer à restaurer, rebâtir et stabiliser les bases. C'est le moment de constater vos apprentissages, de faire le point sur ce que vous comptez garder de cette expérience et de ce que vous laisserez derrière vous. Qu'est-ce qui sonne vrai en vous, quelles sont les nouvelles habitudes de vie qui vous conviennent ? Qu'est-ce que vous ne voulez plus ? Qu'avez-vous expérimenté au niveau de votre vitalité ? Quels sont les éléments qui vous épuisent ou au contraire vous donnent de l'énergie et de la vitalité ?

Essayer d'établir un équilibre entre ce qui vous passionne, regonfle votre énergie, et ce que vous êtes amenés à faire par devoir ou responsabilité, qui vous demande de l'énergie. Vos batteries devraient être toujours pleines, il est donc important de consacrer plus de temps à ce qui vous donne de l'énergie. Essayez d'ajouter un peu de plaisir dans les tâches qui vous plaisent le moins en y joignant un élément qui vous plaise et vous redonne de l'énergie. Vous pouvez par exemple nettoyer les carreaux tout en écoutant un podcast consacré à un sujet qui vous passionne, ou en discutant au téléphone avec un(e) ami(e). Joignez l'utile à l'agréable !

L'objectif de ce défi, à terme, est de vous redonner le contrôle de votre santé et de votre vitalité, par une meilleure connaissance de vous-même. La semaine passée, vous avez entamé la phase d'intégration. Pour la semaine à venir, il s'agira de poursuivre cette intégration de nouvelles habitudes de vie qui vous font du bien. Sélectionnez celles qui vous parlent, celles qui vous motivent. Profitez de cette nouvelle semaine qui s'offre à vous pour stabiliser les acquis et aller plus loin dans l'établissement de nouvelles habitudes de vie, de nouvelles routines.

Manger de façon locale

Prendre conscience de son alimentation et de ce qui la compose, c'est aussi prendre conscience de son environnement. Il est important de se soucier de l'impact environnemental de notre alimentation. Le transport, l'agriculture de masse et la monoculture ont de terribles conséquences pour notre planète. L'émanation de CO_2 a un impact direct sur le réchauffement climatique et sur la destruction de nos écosystèmes marins.

De plus, la course au profit mène à la culture et à l'élevage de masse, ce qui implique la mobilisation de techniques draconiennes destinées à rendre les sols plus productifs et à créer plus de rendement. On ne compte plus les recours malsains que ce modèle implique, comme les OGM (organisme génétiquement modifié), la monoculture, les engrais chimiques, les fongicides et pesticides, les antibiotiques, les hormones de croissance... Et il ne faut pas oublier le producteur qui se trouve en contact permanent avec tous ces produits chimiques (producteur qui n'est que bien rarement le propriétaire de ces grosses compagnies fournissant toutes nos épiceries et grandes surfaces alimentaires). La course au profit, qui entraîne une production agricole de masse et le non-respect des écosystèmes, n'épargne pas la production du lait et des œufs. Les animaux sont traités aux antibiotiques, aux hormones de croissance et aux œstrogènes, et souvent cloîtrés dans un environnement restreint et sans accès à la lumière extérieure.

Dans ce contexte, manger local c'est faire preuve d'engagement. C'est opter pour un acte respectueux et conscient envers l'environnement, envers notre planète, mais aussi envers notre corps et notre propre santé. Ensuite, favoriser l'économie locale, encourager nos producteurs et agriculteurs locaux, c'est contribuer directement à créer de l'emploi chez nous. Enfin, manger local, c'est choisir des produits frais, traités avec respect, cueillis à maturité et donc gorgés de vitamines et minéraux, plutôt que des aliments cueillis avant terme et qui continuent de mûrir au cours du transport et dans les épiceries, demeurant sans vitalité et pauvres en nutriments.

Se nourrir localement, c'est s'assurer le bon apport des nutriments nécessaires à une alimentation équilibrée. Tout est plus frais, plus mûr, plus savoureux !

La vente directe à la ferme, les paniers livrés à domicile, les marchés, les épiceries offrant des produits locaux et bio sont autant de façons de manger local. N'hésitez pas à :

- **consommer d'abord les fruits et légumes** provenant de votre région ou de votre pays ;
- **échanger avec des fermiers locaux,** visiter les fermes près de chez vous et vous informer auprès d'eux ;
- **vous informer sur les fruits et légumes de saison** ;
- **cultiver votre propre jardin en été,** créer vos jeunes pousses et graines germées à la maison et garder vos fines herbes en pot toute l'année...

L'AGRICULTURE BIOLOGIQUE

Nous entendons beaucoup parler d'agriculture biologique sans savoir toujours très bien ce qu'elle implique réellement : l'absence de cire contenant des produits chimiques telles que la paraffine et les résines synthétiques, l'absence de pesticides et fongicides chimiques considérés comme cancérigène et qui tuent non seulement la flore environnante mais aussi la faune...

Toutefois, une alimentation biologique n'implique pas toujours l'absence d'organismes génétiquement modifiés (OGM), il est donc nécessaire bien s'informer sur les différentes certifications.

Tous les êtres vivants naissent avec un code génétique. Lorsque les scientifiques modifient des gènes en les isolant et en les recréant en laboratoire, cela a autant d'impact sur la plante que sur le corps humain. Les OGM ont pour but de conférer aux plantes des résistances aux agents pathogènes et une tolérance à des herbicides spécifiques. Beaucoup de gènes de résistance aux insectes agissent en perturbant les fonctions digestives du parasite. On peut imaginer que par le même mécanisme ils pourraient induire des effets similaires chez les animaux et les hommes :

- **une perturbation du système digestif** ;
- **une modification de la toxicité** de la plante perturbe le fonctionnement de la plante, ce qui peut entraîner la production d'une nouvelle substance toxique ou l'augmentation de la production de certaines protéines toxiques déjà existantes (tomatine de la tomate, solanine de la pomme de terre), ce qui créé de nouveaux allergènes et substances toxiques, qui augmentent le risque d'allergie ;
- **une augmentation de la résistance** des micro-organismes aux antibiotiques serait un autre danger potentiel pour l'Homme.

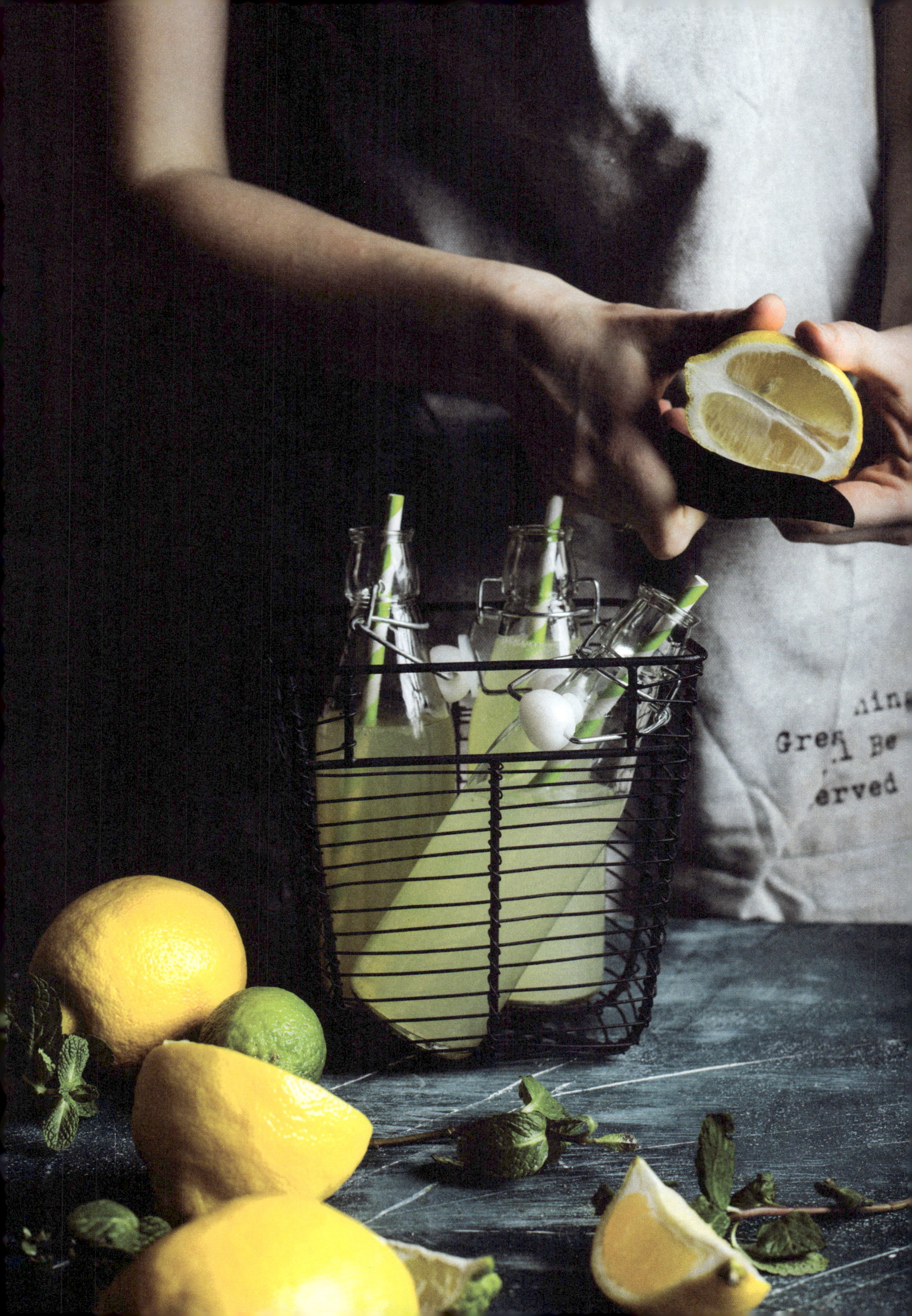

Plusieurs études ont révélé des signes de toxicité des OGM, sur les reins et le foie par exemple. Cela peut notamment indiquer l'apparition de maladies chroniques.

D'autres études démontrent des effets toxiques, tels que des lésions des organes.

Si l'on considère que chaque chose a sa raison d'être, le fait de transformer la nature même de la vie affectera un jour ou l'autre l'écosystème qui l'entoure. Un aliment cultivé dans un jardin à culture mixte, cueilli à terme, biologique et sans OGM, n'a tout simplement pas le même goût et les mêmes apports énergétiques et nutritifs !

L'ENVIRONNEMENT

Contribuer à prendre soin de son environnement, à réduire la détérioration de la planète, un geste après l'autre, contribue aussi à prendre soin de son corps et sa santé. Comment faire sa part ?

- **Encourager l'économie locale.**
- **Économiser les ressources naturelles** comme l'eau et éviter le gaspillage.
- **Utiliser des produits nettoyants,** produits de beauté et cosmétiques sans produits chimiques, créés à base de produits naturels et sains pour vous comme pour l'environnement.
- **Porter des vêtements créés en fibres naturelles** et biologiques (autant que possible).
- **Opter pour des produits équitables.**
- **Planter des arbres.**
- **Choisir des moyens de transport plus écologiques** (voiture économique ou électrique, covoiturage, train...).
- **Économiser l'électricité** et opter pour des solutions vertes (panneaux solaires...).
- **Recycler les déchets** et composter...

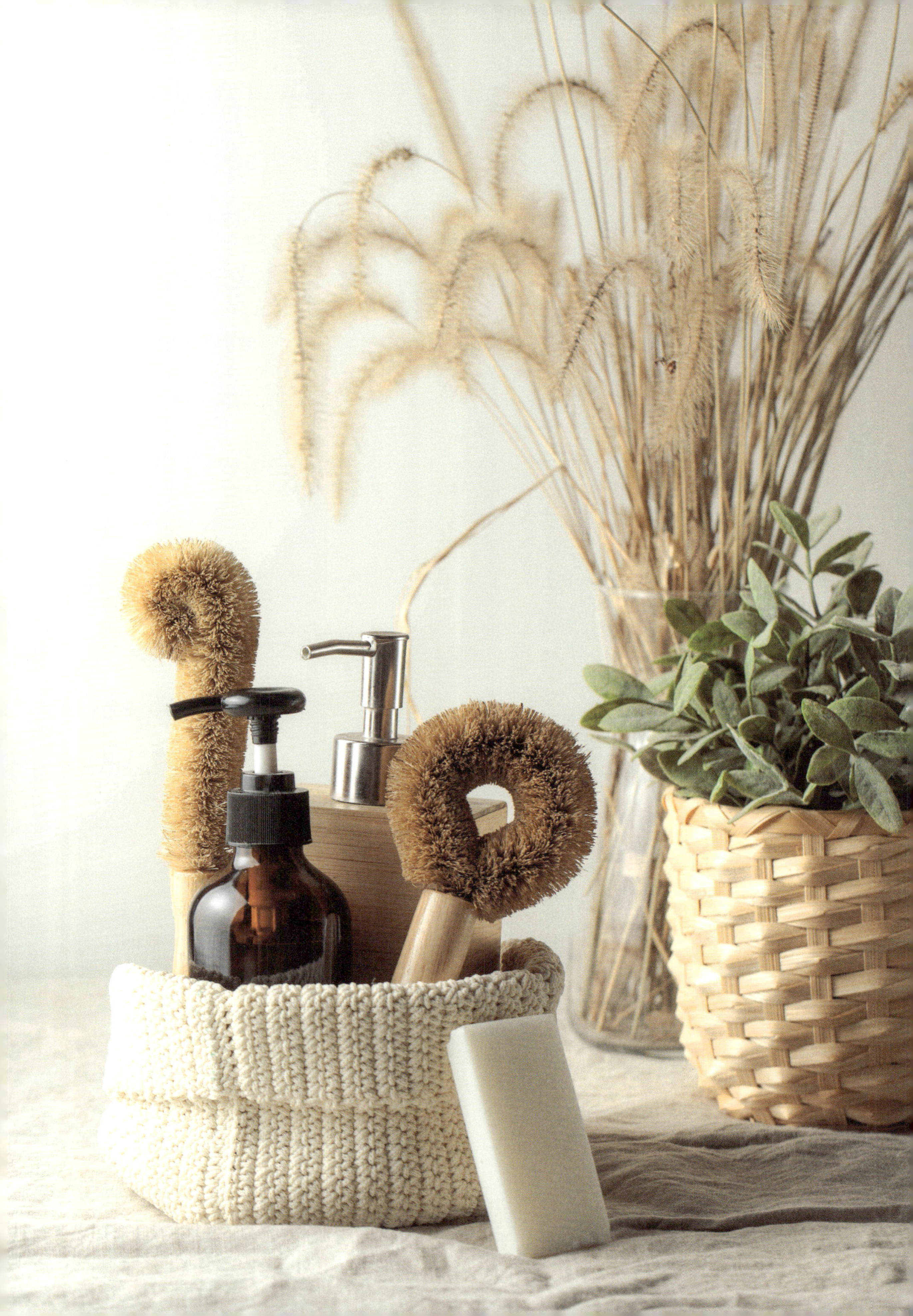

Une maison saine

Certains produits corporels et nettoyants domestiques comptent parmi les produits chimiques des plus dangereux pour notre santé. L'air de nos maisons s'avère souvent être plus pollué que l'air extérieur !

L'intoxication par les produits domestiques se fait au quotidien et sur le long terme. La peau est perméable et absorbe tout ce que l'on applique sur elle : savon, crème pour le corps et pour le visage, gommages, shampoing, déodorant, vêtements... En éliminant les toxines par un changement de comportement et l'utilisation de produits naturels, vous contribuerez positivement à protéger votre santé et l'environnement.

Voici quelques recommandations générales pour favoriser un environnement sain :

- **utiliser des produits nettoyants pour la maison** qui ne soient pas toxiques, même chose pour les produits d'hygiène corporelle et les cosmétiques – éviter les composants nocifs tels les BHA, BHT, DEA, parabènes, PEG, pétrolatum, siloxanes, triclosan...[1]. Privilégier des substituts 100 % naturels ;
- **éviter les produits parfumés** tels les parfums, l'après-rasage, les déodorants, les assainisseurs d'air... ;
- **éviter l'utilisation d'assouplissants dans la lessive** et de détergents parfumés : préférer des produits biodégradables composés de matières premières sans danger pour la santé et l'environnement ;
- **éviter les contenants en plastique** ou en aluminium pour conserver la nourriture : utiliser le verre, la céramique, le bois ou le métal ;
- **éviter l'utilisation de poêles en téflon** et antiadhésives ;
- **boire de l'eau filtrée** et, si possible, utiliser un filtre dans la douche ;
- **éviter de consommer des aliments transformés,** ils contiennent des agents conservateurs, des colorants, du glucose de maïs, du sucre, du sel, des nitrites et autres produits nocifs pour la santé ;
- **garder la maison propre et bien aérée,** ouvrir les fenêtres régulièrement et garder les conduits d'aération propres ;
- **décorer l'espace avec des plantes dépolluantes ;**
- **éviter l'utilisation du four à micro-ondes :** des recherches démontrent qu'il dénature les protéines et que des radicaux libres sont transférés dans les aliments, sans parler des ondes qui en irradient ;

---

1 Voir les listes complètes sur le site Internet de la Fondation David Suzuki, ou directement via les liens suivants : https://fr.davidsuzuki.org/wp-content/uploads/sites/3/2012/09/Ingr%C3%A9dients-produits-dentretient-me%CC%81nager.pdf ; https://fr.davidsuzuki.org/wp-content/uploads/sites/3/2010/10/Sondage-ingre%CC%81dients-toxiques-cosme%CC%81tiques-1.pdf

- **remplacer le film alimentaire** par des beewraps (tissus enduits de cire d'abeille ou de soja réutilisables) ;
- **remplacer le papier cuisson** par un tapis de cuisson réutilisable ;
- **stocker les produits de rénovation** (peinture, colle...) à l'extérieur du lieu de vie, à l'abri (garage, remise...) ;
- **laisser les vêtements qui ont été nettoyés au pressing** à l'extérieur du lieu de vie pendant deux jours (garage, remise...) ;
- **opter pour des vêtements aux fibres et teintures naturelles.**

Quels seront vos défis pour les semaines à venir ? Quelle sera votre contribution à la santé environnementale ? Il ne s'agit pas de tout changer du jour au lendemain, mais d'en prendre conscience, ce qui changera automatiquement votre vision et votre façon de faire. Soyez indulgents avec vous-même.

Les zones bleues

L'espérance de vie au Canada et en France est d'environ 85 ans pour les femmes et de 80 ans pour les hommes. Elle est en hausse constante depuis un demi-siècle, comptant dix ans de plus par rapport à 1960. C'est cependant loin de la longévité exceptionnelle observée dans certaines zones bien précises de notre planète, où l'on trouve une grande proportion de centenaires !

Des études réalisées à propos des facteurs contribuant à la longévité de l'être humain ont montré que les habitants de ces zones semblaient adopter des comportements similaires. Il y aurait donc une corrélation entre ces lieux géographiques, la longévité, la santé et le mode de vie de ses habitants. Les gens y vivraient non seulement plus longtemps mais en bonne santé, ce qui s'expliquerait par leur façon de vivre.

On a répertorié cinq zones géographiques où les personnes vivent statistiquement le plus longtemps : la Sardaigne en Italie, Ikaria en Grèce, Okinawa au Japon, la péninsule de Nicoya au Costa Rica et Loma Linda en Californie. Ces zones ont été nommées les « zones bleues ».

Quel est donc le secret de cette longévité ? Les chercheurs ont observé que les habitants de ces zones bleues partageaient plusieurs comportements et avaient adopté des styles de vie similaires : cohérence familiale, absence de tabagisme, adoption d'une alimentation végétale, pratique d'une activité physique modérée et quotidienne... On y remarque aussi que, dans ces endroits, les personnes de tous âges sont socialement actives et intégrées dans la communauté.

Ce qui est encore plus impressionnant, enfin, c'est la qualité de vie de ces populations ! Ils vieillissent en meilleure santé, connaissent un taux beaucoup plus faible de crises cardiaques, d'accidents vasculaires cérébraux, de cancers, d'ostéoporose, de maladie d'Alzheimer et de démence (chez les personnes âgées).

En somme, les « stars » de la longévité mondiale ne vivent pas seulement plus longtemps, elles ont aussi tendance à mieux vivre. Les études ont ainsi mis en avant plusieurs caractéristiques communes à ces zones bleues, qui semblent contribuer à la longévité de ses habitants :

- **la pratique d'une activité physique modérée,** régulière, quotidienne et tout au long de la vie : la marche étant leur moyen de déplacement principal, ils marchent environ 8-10 kilomètres chaque jour et pratiquent des activités sportives en groupe ce qui leur donne par ailleurs le sentiment d'appartenir à une communauté. À Okinawa, les centenaires ont continué de passer de longues heures à cultiver leur jardin, en Sardaigne, ils consacrent de longs moments à la marche en montagne et à Nicoya, ils travaillent de longues heures sur les terres des fermes locales ou dans les forêts ;
- **le sentiment d'avoir une raison de se lever le matin,** d'avoir un but dans la vie, une mission de vie à accomplir ;
- **un stress réduit :** une capacité à prendre le temps de ralentir, de se reposer, de faire des siestes, de se relaxer et de récupérer, sans se montrer obnubiler par les horaires et la peur d'être en retard ;
- **une prise en charge modérée des calories ;**
- **une alimentation principalement végétale,** les habitants ayant pour habitude de faire pousser leurs propres légumes et d'entretenir leur jardin eux-mêmes, de manger peu de viande ou de poisson selon la région ;
- **une consommation d'alcool modérée,** et plutôt de vin (naturel). En Sardaigne, le vin rouge local, très riche en polyphénols, est consommé tous les jours et à Okinawa, c'est un verre de saké entre amis. Un verre par jour peut réduire l'incidence des maladies du cœur, le taux de cholestérol et les effets d'une inflammation chronique. Le vin rouge est riche en antioxydants et en polyphénols, ce qui peut aider à protéger le corps des affections cardiovasculaires (on parle ici de vin nature, sans sucres ajoutés ni agents de conservation). Mais le secret est de le consommer avec modération : selon les chercheurs, boire un verre ou deux par jour au maximum serait bénéfique, mais en boire plus annule tous les avantages et engendre au contraire de graves problèmes de santé ;
- **un engagement spirituel ou religieux,** le fait de faire partie d'une communauté spirituelle ;

- **un engagement dans la vie familiale :** la famille se trouve au sommet des priorités ;
- **un engagement dans la vie sociale,** le souci de s'entourer et de passer du temps chaque jour avec des gens que l'on aime et qui partagent nos valeurs.

Les populations de ces « zones bleues » ont pour habitude de se soigner par le miel et par les plantes, et la plupart de ces centenaires entretiennent leur propre jardin et s'alimentent exclusivement de leurs récoltes ou de produits locaux.

Les haricots et les fèves sont également au menu. Seules les variétés changent selon la zone géographique : à Okinawa on consommera plus de soja, de soupes miso, de tofu et d'azukis alors que dans la péninsule de Nicoya, au Costa Rica, les haricots dans les tortillas font partie de chaque repas. Les noix font aussi partie des habitudes alimentaires.

À Loma Linda, en Californie, les centenaires adventistes sont pour la plupart végétariens. À Okinawa, en Sardaigne et dans la péninsule de Nicoya, la viande est réservée aux occasions spéciales. La tendance est de manger des petites portions de viande ou de poisson une à deux fois par semaine tout au plus.

En Sardaigne, les centenaires sont principalement des bergers vivant dans les collines et les montagnes. Ils consomment donc régulièrement du lait et du fromage de chèvre. Des chercheurs ont révélé que le lait produit par ces chèvres nourries exclusivement des verts pâturages montagneux était particulièrement riche en oméga-3.

En résumé, ces centenaires sont très actifs physiquement tout au long de leur vie et leur alimentation, si elle diffère sensiblement d'une région à l'autre, est essentiellement basée sur la consommation de produits naturels de qualité, non transformés et principalement composée de légumes, de fruits, de fèves, de noix et de très peu de viande. Ils sont très bien entourés au quotidien par leurs communautés, amis et familles.

Il semble que la joie, l'amour, l'harmonie et la paix sont à chercher dans un mode de vie simple, chez des personnes soutenues et entourées des gens qu'ils aiment. L'amour attire l'amour !

Accordez-vous un moment pour prendre conscience de vos propres habitudes à l'heure actuelle. Vivez-vous votre vie de manière à vivre longtemps et en étant épanoui ? Que feriez-vous, qu'apporteriez-vous comme modifications à votre mode de vie actuel ?

Une vie riche et épanouissante : le micro-environnement

Prendre soin de soi et de sa santé passe aussi par une vie riche, bien remplie et épanouissante. Prendre soin de son micro-environnement, c'est s'assurer de vivre sa vie pleinement et de façon équilibrée. C'est aussi une manière d'éviter la dépendance et la dépression. Faisons alors un point : à quoi ressemble votre vie actuellement ?

Nous sommes doués pour nous enfermer dans nos propres dépendances, en particulier celle du travail. Cela tient au fait que, pour beaucoup, le travail est l'élément central d'une vie. Mais pour d'autres, ce sera une relation amoureuse mise au centre de tout. Or, lorsque ce « tout » disparaît ou s'étiole, la personne se retrouve désemparée.

L'une des solutions pour ne plus se trouver ainsi dépendant d'une seule et unique chose, c'est de s'assurer plusieurs centres d'intérêt et de s'engager pleinement dans chacun. Ainsi, quand l'un disparaît, nous pouvons nous raccrocher aux autres, bien que la perte soit toujours difficile.

Il convient enfin de développer les différentes composantes de notre vie pour s'épanouir au mieux dans notre quotidien. Voici différents éléments qui pourraient ainsi être mobilisés de manière quotidienne ou hebdomadaire dans votre vie pour vous aider à vivre pleinement.

- **Les amis :** à quelle fréquence parlez-vous avec vos amis ? Combien de fois par semaine ou par mois passez-vous des moments de qualité en leur compagnie ?
- **La famille :** combien de fois par semaine ou par mois passez-vous des moments de qualité avec votre famille ?
- **La vie professionnelle :** vous sentez-vous bien et épanoui dans votre travail ? Prenez-vous le temps de faire des pauses ? Combien d'heures consacrez-vous à votre travail chaque semaine ?
- **Les loisirs et activités :** disposez-vous de moments libres dans la semaine à consacrer à vos loisirs ? Quels sont-ils (sorties en plein air, cinéma, lecture...) ?
- **Les passions, la créativité :** avez-vous des activités qui vous apportent de la joie et qui mobilisent votre créativité (écriture, dessin, poterie, danse, musique...) ? Disposez-vous de moments libres dans la semaine à consacrer à ces passe-temps, à vos passions ? Des moments pendant lesquels vous pouvez laisser aller librement votre créativité ? Quels sont-ils ?

- **L'épanouissement personnel :** il s'agit de votre développement et de votre croissance personnels à travers la lecture, le suivi de formations, de conférences, l'écoute de podcasts, l'appartenance à une communauté... Vous offrez-vous suffisamment de moments consacrés à votre croissance et à votre développement personnels chaque semaine ?
- **La relation amoureuse :** combien de fois par semaine ou par mois passez-vous du temps de qualité avec votre amoureux ?
- **Du temps pour soi :** vous accordez-vous assez de moments exclusivement consacrés à vous-même ? Comment occupez-vous ce temps ?
- **La contribution au monde :** utiliser ses dons, ses qualités, ses passions et apporter quelque chose au monde, à la société, peut être véritablement épanouissant, gratifiant. Quels sont vos dons et vos passions ? Comment donnez-vous au monde ?

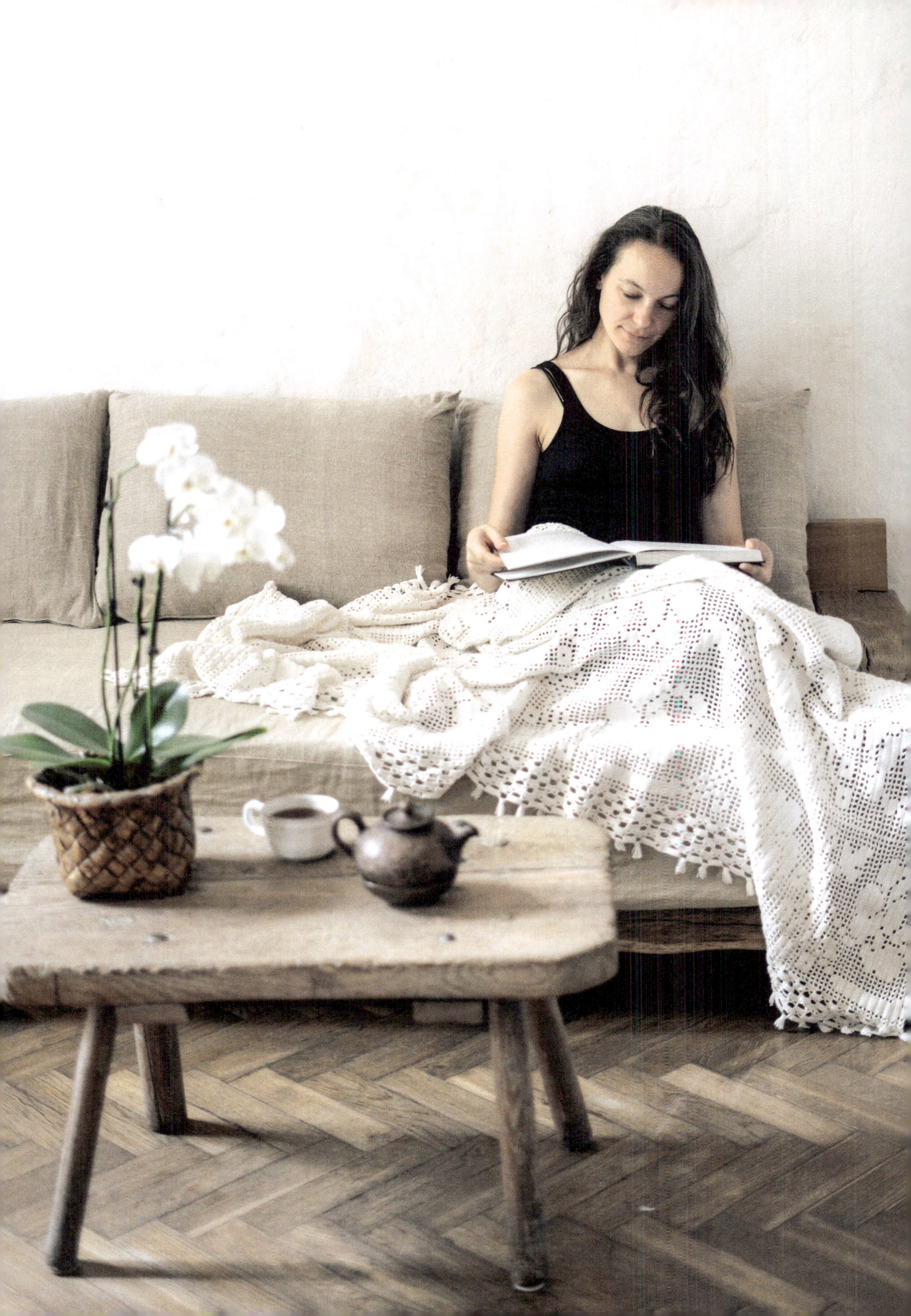

Quelques conseils pour avoir un corps et un esprit en bonne santé

POURSUIVRE AVEC DE NOUVEAUX ACQUIS ET UN NOUVEAU MODE DE VIE

Félicitations, vous êtes arrivés au bout de ce programme « santé et vitalité » ! Je suis très heureuse pour vous, heureuse de l'espace que vous venez de créer, de cette ouverture sur de nouvelles possibilités qui ont émergées au cours des dernières semaines, de ce nouvel état de conscience, de lucidité vis-à-vis de vous-même et de vos habitudes de vie, des nouveaux acquis en ce qui concerne votre santé et votre vitalité dont pouvez être satisfait. Heureuse, enfin, que vous ayez pris la décision de devenir maître de votre santé.

Pour conclure cette aventure, voici mes dernières recommandations et conseils pour garder un mode de vie sain et une vitalité optimale. Ils reposent sur le principe du 80/20 et se traduisent ainsi :

- manger sainement 80 % du temps et s'accorder 20 % d'écarts et de gourmandises ;
- composer son assiette de 80 % de légumes et de 20 % de protéines et/ou de céréales ;
- composer son assiette de 80 % d'aliments alcalins et de 20 % d'aliments acides ;
- manger jusqu'à sentir son estomac plein à 80 % et laisser 20 % de celui-ci vide. Cela nécessite de manger lentement et en conscience.

Vous pouvez aussi continuer à boire des jus verts, des smoothies verts ou des potages de légumes pour consommer un maximum de nutriments.

Soyez attentif aux réactions de votre corps en matière d'alimentation : à votre niveau d'énergie, à la clarté de votre mental et à votre facilité à vous concentrer, au mucus généré dans le nez, la gorge et les yeux, à vos selles (diarrhées ou constipation). Votre corps est votre meilleur indicateur, il vous aidera à entretenir une relation saine avec la nourriture.

Faites attention aux combinaisons alimentaires (fruits à manger seuls, féculent avec légumes, protéines avec légumes, ne pas mélanger les féculents et les protéines).

Buvez de l'eau, au moins 1,5 litre par jour.

Consommez des aliments issus de l'agriculture biologiques, de provenance locale et de saison autant que possible.

Restez à l'écart des produits que vous avez identifiés comme étant allergènes. Ainsi, votre corps continuera son processus de nettoyage et votre vitalité et votre clarté d'esprit continueront de croître.

Évitez de consommer des produits raffinés comme la farine blanche et le sucre. La consommation de sucre est liée à une multitude de maladies, d'inflammations et à une diminution de l'immunité. Utilisez du stévia, du miel non pasteurisé ou du sirop d'érable de grade B à la place et favorisez les farines de grains entiers.

Utilisez de l'huile de coco, de sésame ou du ghee pour la cuisson. Ces huiles restent stables même à haute chaleur.

Réduisez ou éliminez la caféine, en particulier le café, en raison de sa nature très acide. Remplacer les stimulants par des toniques, des thés à base de plantes adaptogènes, des tisanes ou des thés verts.

Faites votre propre vinaigrette avec une huile d'olive pressée à froid, du vinaigre de cidre, du miel non pasteurisé, du curcuma (vous pouvez aussi ajouter de l'ail, du gingembre, et autres ingrédients que vous aimez et supportez bien). Évitez les vinaigres acides.

Restez attentif à votre façon de vous alimenter. Mangez avec modération et dans le seul but de vous nourrir et non de combler un vide émotionnel ou de répondre à quelque nervosité ou stress.

Assurez-vous de servir votre corps par vos papilles, et avec plaisir ! Voyez l'alimentation comme une nutrition du vos corps, visualisez la vibration positive qu'elle fait naître en vous. N'oubliez pas que vous êtes ce que vous mangez, que ce que vous mangez à un impact direct sur votre niveau d'énergie, sur votre vitalité et sur votre santé.

Utilisez des produits d'hygiène et de beauté naturels : votre peau absorbe tout ce que vous lui appliquez. Les toxines issues des composants de ces produits se retrouvent dans les organes et acidifient le corps. Nous devrions être en mesure de manger ce que nous mettons sur notre peau.
Soutenez la détoxification en vous assurant d'avoir un mouvement intestinal

régulier, de suer en pratiquant une activité physique et des saunas, de garder un corps « alcalin ».

Réduisez votre dose de stress quotidienne en apprenant à respecter vos limites, à prendre des pauses au cours de la journée et en fin de soirée, à pratiquer des exercices de respiration profonde, la méditation, le yoga doux…

Continuez la pratique spéciale « bien-être » que vous intégrez à votre quotidien dans le cadre de ce défi (yoga, qi gong, méditation, autosuggestion, respirations…). Cultivez des pensées créatives et positives.

Dormez au moins huit heures par nuit et assurez-vous d'être au lit et prêt à dormir dès 22 heures.

Bougez et aérez-vous régulièrement : marchez au soleil au moins vingt minutes par jour, pratiquez le yoga, le qi gong ou le tai-chi deux à trois fois par semaine, pour favoriser l'alignement du corps. Ajoutez à cela une activité cardio-vasculaire pratiquée deux à trois fois par semaine, pour détoxifier le corps par la sudation et la respiration, et augmenter la production d'hormones du bonheur.

Sortez prendre l'air en pleine nature : connectez-vous à elle. Essayez de pratiquer une randonnée en forêt ou à la montagne au moins une fois par semaine.

Nous sommes perméables aux humeurs et caractères de ceux qui composent notre vie. **Entourez-vous de gens en bonne santé, positifs, bienveillants, aimants** et partagez ces nouvelles prises de consciences et ce nouveau mode de vie que vous intégrez jour après jour.

PROGRAMME DE LA POST-CURE

STABILISATION DES ACQUIS

Vous avez non seulement terminé votre cure de vingt-et-un jours, mais vous avez également acquis de nouvelles connaissances à travers l'expérimentation de ce programme. Prenez un moment pour regarder votre parcours et vous féliciter. Pour les semaines à venir, je vous recommande de poursuivre vos bonnes habitudes et d'en ajouter de nouvelles si vous en sentez le besoin.

Continuez d'observer les sensations dans votre corps. Soyez notamment attentif à :
- **votre niveau d'énergie** ;
- **la clarté de votre mental** et votre facilité à vous concentrer ;
- **le mucus dans votre nez,** votre gorge et vos yeux ;
- **vos selles** (diarrhée ou constipation).

Votre corps est votre meilleur indicateur, il vous aidera à créer une relation plus saine avec la nourriture.

Les objectifs

Pour continuer sur votre lancée, il s'agit dans les semaines suivantes d'**éviter les intrants de toxines** tels que les produits laitiers, le blé et gluten, les produits transformés, le café, le sucre et l'alcool.

Rester bien hydraté et vous assurer, avant de manger quoi que ce soit, que vous avez vraiment faim, et non simplement soif.

Garder quelques repas liquides le soir ou le matin, comme un smoothie pour le petit déjeuner ou un potage au déjeuner ou au dîner.

Consommer beaucoup de fruits, de légumes, d'aliments alcalins, de jus verts, de chlorophylle, de jus d'herbe de blé, de tisanes d'ortie, d'eau citronnée.

Vous assurer de bien éliminer ce que vous consommez.

Bouger votre corps, pratiquer une activité physique modérée à intense deux à trois fois par semaine, y inclure peut-être des cours de yoga ou de qi gong, de tai-chi ou de danse.

S'accorder des marches en milieu de journée pour profiter du soleil.

Établir vos **affirmations positives** ou mantras personnels pour la semaine.

Pratiquer des séances de **respiration et de méditation**.

Prendre le temps de vous asseoir pour **manger en toute conscience** et dans la gratitude.

Aider le **corps à récupérer et se régénérer** par de bonnes nuits de sommeil.

Les exercices

FAIRE LE POINT SUR LES SEMAINES PASSÉES

Vous êtes arrivé au bout de ce programme de vingt-et-un jours et je vous en félicite encore une fois. Prenez un moment pour faire le point sur cette expérience et sur ce qu'elle vous a apporté.

- Avez-vous remarqué des changements dans votre corps, dans votre humeur, dans votre quotidien ?
- Qu'elles sont les nouvelles habitudes de vie et alimentaires que vous avez acquises au cours du défi ?
- À la lumière de ce que vous avez appris au cours des dernières semaines, quelles sont les habitudes que vous aimeriez adopter/poursuivre dans le futur ?
- Avez-vous constaté des intolérances alimentaires ? Comment votre corps a-t-il réagi à ces intolérances ?
- Qu'avez-vous appris sur votre relation avec votre santé en général ?
- Qu'est-ce qui vous est apparu plus clair (idées, inspirations, mode de vie, expériences) ?
- Qu'avez-vous appris sur votre relation avec la nourriture ?
- Existe-t-il des habitudes alimentaires dont vous souhaitez vous débarrasser définitivement ?
- Dans votre journal, avez-vous pu observer et comprendre vos comportements, votre macro-environnement, ce qui vous rend heureux, où se trouvent vos petits plaisirs quotidiens ?
- Quels sont les grandes idées ou les grands rêves qui vous sont apparus ?

Prenez le temps de rêver, d'écouter votre intuition et de visualisez dans votre esprit ce que vous aimeriez concrétiser. À quoi cela ressemble-t-il ? Comment vous sentez-vous ? Que voyez-vous ? Vous pouvez tout créer dans votre esprit, profitez-en.

Continuez d'être bienveillant envers votre santé et votre énergie, ainsi, vous aurez toute l'énergie nécessaire pour concrétiser cette vision. Voyez loin, voyez grand !

CRÉER LE JOURNAL DE BORD D'UNE VIE RICHE ET PLEINEMENT VÉCU

Pour chacun des éléments constituant le journal de votre vie, écrivez quelque chose qui vous tient à cœur ou que vous aimeriez accomplir. Cela permet de reporter noir sur blanc ce qui nous fait vibrer, tout en prenant conscience que si l'une de ces cases venait à disparaître, il y en aurait d'autres pour venir remplir votre vie. Actuellement, à quoi ressemble la « grille » de votre vie ? Comment aimeriez-vous la remplir ?

AMIS	LOISIRS ET ACTIVITÉS	ÉPANOUISSEMENT PERSONNEL
À quelle fréquence parlez-vous avec vos amis ?	Quels sont vos loisirs et activités cette semaine ?	Comment contribuez-vous à votre croissance personnelle ? ....
FAMILLE	**TEMPS POUR SOI**	**CONTRIBUTION AU MONDE**
Combien de fois par semaine prenez-vous du temps de qualité avec vos proches ?	À quoi servira ce temps cette semaine ?	Comment reconnez-vous au monde en ce moment ? ....
RELATION AMOUREUSE	**PASSION/CRÉATIVITÉ**	**VIE PROFESSIONNELLE**
Prenez-vous du temps avec votre conjoint ? Avez-vous des rendez-vous galants ?	Quelle activité vous apporte le plus de joie en ce moment ?	Vous sentez-vous bien et épanoui dans votre travail ? ....

SE FIXER DES OBJECTIFS ET INTENTIONS CHAQUE SEMAINE/TRIMESTRE

Profitez de ce moment pour ajouter à votre liste un objectif en lien avec votre micro-environnement ou avec ce que vous avez appris cette semaine. Ajoutez une action de plus à accomplir dans votre journée, quelque chose que vous désirez faire (peut-être depuis longtemps), mais qui vous demande de sortir de votre zone de confort. Prenez des notes régulièrement dans votre journal de bord avant d'aller vous coucher et faites le point : qu'avez-vous accompli ? Quelles sont vos victoires ? Où en êtes-vous par rapport à vos objectifs ? Quelles sont les réactions physiques et émotives que vous avez expérimentées dans la journée ?

C'est peut-être le moment pour vous de débuter un nouveau journal de bord davantage en lien avec les *yamas* (règles morales) et *nyamas* (disciplines personnelles) (voir page ci-contre) ?

Formulez votre intention et vos objectifs chaque semaine, si cela vous a été utile au cours de ce programme. Décrivez vos intentions de façon précise et établissez un plan d'action !

Voici quelques intentions futures que vous pouvez poser :

- Qu'est-ce que je désire vraiment ?
- Pourquoi je désire cela, qu'elles sont les émotions qui me poussent à vouloir cela ?
- Quel est l'impact sur le monde, sur moi, le résultat final ?
- Faire un plan d'action et prendre action.

POURSUIVRE LA TENUE DU JOURNAL DE BORD

Organisez votre journal de bord en y ajoutant vos objectifs et défis pour la semaine à venir.
Référez-vous aux *yamas* et *nyamas* si vous avez décidé de vous y plonger (voir page 154).

Journal de bord : amener plus de conscience au quotidien

LES *YAMAS* ET LES *NIYAMAS*

Les termes *yamas* et *niyamas* sont des termes sanskrits issues de la tradition hindouiste et yogique.

Les *yamas* désignent les règles morales régissant la société ou les observances par rapport aux autres, qui permettent de vivre en harmonie avec ses semblables et dans la société. Les *niyamas* sont plutôt les observances pratiquées pour soi-même, nos disciplines personnelles, destinées à nous faire progresser sur le chemin du yoga (de la connaissance de soi).

Les *yamas* et les *niyamas* constituent les deux premières des huit étapes conduisant à la réalisation du soi, une démarche complète en yoga, qui ne se limite pas aux seuls exercices physiques, mais vise un changement radical de soi.

Les cinq *yamas* (les observances morales vis-à-vis des autres) sont les suivants :

- ***ahimsa*** – la « non-violence » universelle, la bienveillance. Elle implique de ne pas tuer ou blesser des êtres vivants, en pensées, en paroles ou en actes, directement, indirectement ou par consentement.
- ***satya*** – l'authenticité, la vérité, la sincérité. Elle permet d'agir de façon juste, d'avoir une vue impartiale des événements, pour le bien de toutes les créatures.
- ***asteya*** – l'« absence de vol », l'honnêteté, la probité. Elle permet de profiter sereinement de l'existence.
- ***brahmacharya*** – le contrôle des sens, la modération dans les désirs, éviter de vivre dans l'excès et de se laisser contrôler par ses désirs ou ses envies. Elle consiste en somme à éviter le gaspillage d'énergie.
- ***aparigraha*** – la « non possessivité » vis-à-vis des biens matériels, le détachement, le contentement, l'absence de convoitise. Elle permet à l'esprit de se concentrer sur des sujets plus spirituels.

Les cinq *niyamas* (les observances ou règles de vie vis-à-vis de soi) sont ceux-ci :

- ***saucha*** – la pureté, la propreté, l'honnêteté, se libérer d'émotions malsaines.
- ***santosha*** – le contentement, la modération (contentement de peu), la satisfaction, la sérénité.
- ***tapas*** – l'austérité, la discipline, la pratique du yoga, la force d'âme (acquise par l'ascèse).
- ***svadhyaya*** – l'étude du Soi (sa véritable nature) et des écritures sacrées.
- ***ishwarapranidhana*** – l'abandon à ce qui est supérieur, le fait d'avoir la foi (acquise par la méditation), avoir confiance en la vie, la dévotion.

COMMENT APPLIQUER DE FAÇON CONSCIENTE LES *YAMAS* ET *NIYAMAS* À L'AIDE DU JOURNAL DE BORD ?

Comment peut-ont mettre en pratique ces règles morales et observances de Soi dans la vie de tous les jours ? Voici un questionnaire que vous pouvez utiliser comme journal de bord quotidien, qui vous permettra de vous observer et de mettre plus de conscience dans vos interactions avec vous-même, la vie, les autres. C'est à mon sens l'outil le plus efficace pour s'observer et modifier des comportements qui ne nous servent plus.

Répondez à ces questions tous les soirs avant d'aller dormir. Tenez-vous-y au moins 1 à 3 mois pour commencer, et vous verrez à quel point cet outil de transformation de soi et de sa conscience de Soi est puissant.

- Combien de fois avez-vous aimé aujourd'hui (les autres, vous-même, la vie, en parole, en pensée et en action) ?
- Combien de fois avez-vous été vrai et vous êtes-vous exprimé avec authenticité ?
- Comment avez-vous cultivé la voie du milieu, l'équilibre en tout (énergie, sommeil, repas, travail, plaisir...) ?
- Quelle satisfaction avez-vous tirée de l'aide que vous avez apportée aux autres et de celle que les autres vous ont apportée ?

Yamas

- Combien de fois avez-vous blessé quelqu'un, même vous-même, par des paroles, des actions ou des pensées ?
- Combien de fois avez-vous manqué à la vérité ?
- Avez-vous envié ou vous êtes vous emparé de quelque chose qui ne vous appartenait pas ?
- Combien de fois avez-vous remarqué avoir fait preuve d'un manque de modération ?
- Avez-vous inutilement souhaité ou pris quelque chose de plus que ce dont vous aviez besoin ?
- Avez-vous ressenti un sentiment d'envie ou de jalousie concernant ce qu'un autre possède ?
- Combien de fois avez-vous ressenti de l'aversion, une absence d'amour ou de la haine ?
- Combien de fois avez-vous eu peur ?

Niyamas

- Vous êtes-vous bien alimenté physiquement, émotionnellement, mentalement ?
- Quand avez-vous pratiqué le contentement, l'appréciation du silence, d'un paysage ou d'un moment ?
- Combien de temps avez-vous pratiqué vos exercices de yoga et respiration (asanas et pranayamas) ?
- Combien de temps avez-vous médité, pris de temps pour vous-même dans le calme et en silence ?
- Combien de temps avez-vous passé à partager et échanger à propos de sujets favorisant votre croissance intérieure ou spirituelle ?
- Combien de temps avez-vous passé à étudier des textes sacrés, de la littérature spirituelle ou de développement personnel ?
- Quand vous en êtes-vous remis à plus grand que vous ?

Général

- Combien de pensées négatives vous souvenez-vous avoir eues ?
- Comment les avez-vous contrées ou maîtrisées ?
- À quelle heure êtes-vous allé vous coucher ?

Les pratiques énergétiques

LA RESPIRATION YOGIQUE COMPLÈTE

Voir page 53.

LA COHÉRENCE CARDIAQUE

Voir page 128.

LA MÉDITATION SUR LA GRATITUDE ET LE CŒUR

Voir page 128.

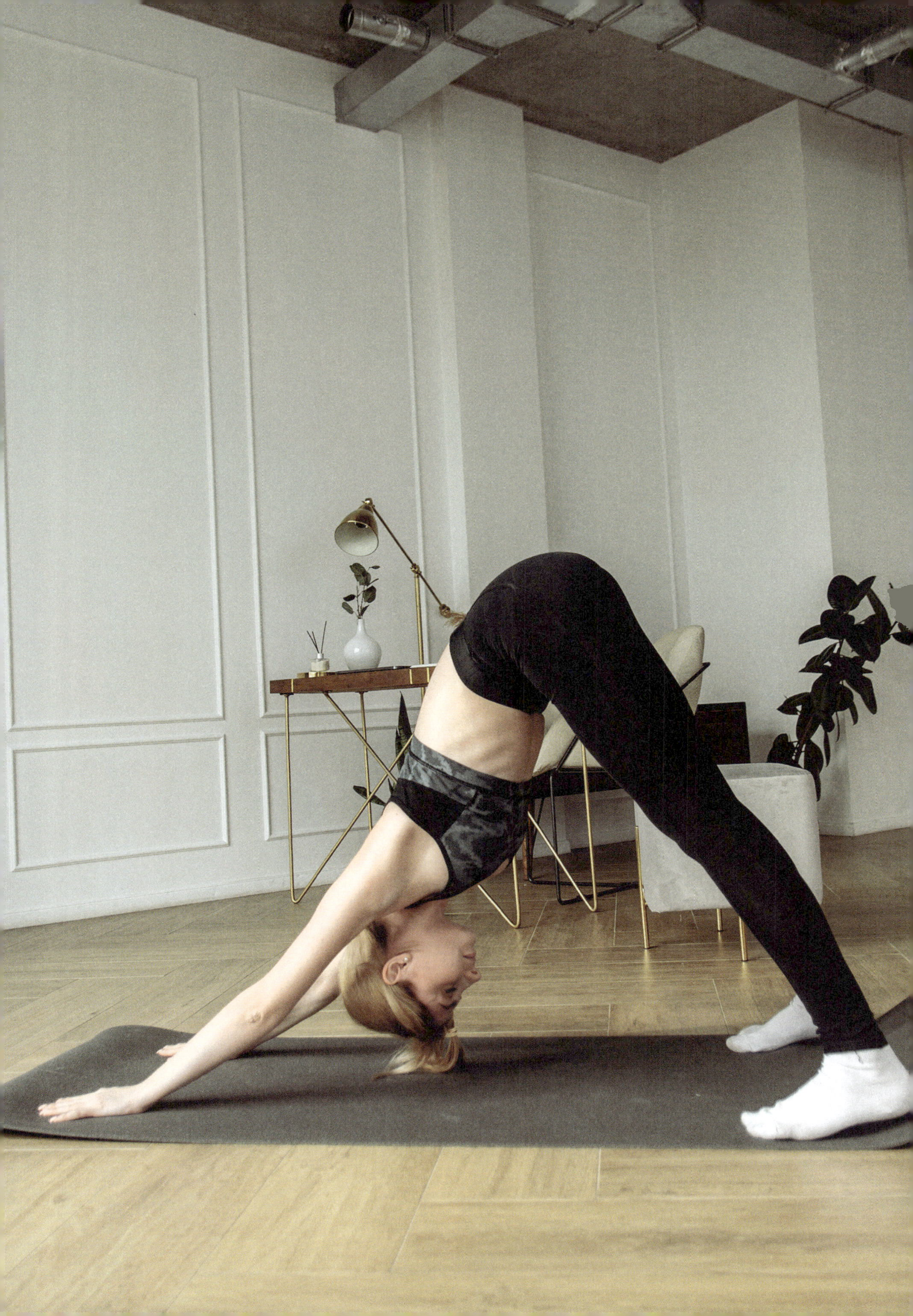

CONCLUSION

Le temps que vous vous accordez pour nettoyer en profondeur votre corps « physique » a un impact direct sur vos corps « émotionnel » et « énergétique ». Ces moments sont idéals pour développer une vision, pour rêver aux prochaines étapes de votre vie.

Laissez-vous le temps d'une rétrospection et d'une introspection. Profitez-en peut-être pour vous essayer à l'écriture automatique (rédaction libre sans thème ou but précis), dessiner, créer un tableau de visualisation (découper des images qui vous inspirent et les placer sur un carton ou tableau). En général, cela vous aidera à trouver la liberté de penser en dehors des lignes.

Allez-y, rêvez GRAND !

S'il y a un rêve que vous n'avez pas pris le temps d'écouter jusqu'à maintenant pour différentes raisons, écoutez-le, visualisez-le dans votre esprit : à quoi ressemble-t-il ? Comment vous sentez-vous dans cette vision ? Que voyez-vous ? Qu'avez-vous envie d'explorer ?

Il peut y avoir plus d'un rêve. L'idée, c'est de voir grand, d'élargir vos horizons, de ressentir votre puissance de vision et de manifestation. La vie mérite d'être vécue et non d'être subie. Vous avez le pouvoir de concrétiser votre vie de rêve.

Une fois que vous recommencerez à manger ces repas plus denses, vous aurez toute l'énergie nécessaire pour manifester cette vision.

Prière de gratitude

Terminons cette belle aventure avec une prière de gratitude.

Avec cette prière, rappelons-nous que la première source de vie est le souffle, l'air que l'on respire, le *prana*, l'énergie divine. Prenons donc un moment pour honorer cette énergie qui nous guide de l'obscurité et l'ignorance vers la lumière, la conscience, la connexion et le partage.
Si nous désirons créer un monde qui soit empli d'équilibre, d'amour, de connexion à soi et aux autres et de respect, alors nous devons d'abord l'établir en nous-mêmes et avec ceux qui nous entourent, pour que cela se transmette ensuite, circule à travers nos communautés et au-delà.

Prenez un moment pour identifier trois éléments de votre vie présente pour lesquels vous ressentez de la gratitude.
Et remerciez simplement la vie pour ces beaux cadeaux qu'elle vous a faits !

De tout mon cœur au vôtre, je vous exprime ma gratitude et vous remercie de vous être engagé dans cette aventure de transformation.

En vous souhaitant une parfaite santé et une vitalité radieuse, et d'être toujours entouré de beauté et d'abondance. Sincèrement et avec tout mon amour !

NAMASTE · SATNAM

ANNEXES

Breuvage éliminatoire

Ce protocole d'herbes médicinales vous est proposé dans le but de soutenir l'élimination des toxines et d'introduire un maximum de nutriments pour optimiser votre énergie et votre vitalité.

En premier lieu, les breuvages éliminatoires ont comme fonction de libérer le corps, via l'intestin, du mucus, des acides et des matières fécales et des plaques mucoïdes.

LA PROCÉDURE

Consommer deux fois par jour, à jeun au réveil et avant le dîner.

1. **Débuter avec les fioles de teintures mères** (choisir un mélange de plantes toniques pour les reins, le foie, la lymphe) : selon la posologie, diluer quelques gouttes dans un peu d'eau.
2. **Ensuite, prendre le breuvage éliminatoire** (voir la recette ci-dessous).
3. **Seulement en début de journée**, ajouter 1 à 2 c à café de spiruline (ou un mélange de spiruline et de chlorelle) à votre smoothie du matin, dans le breuvage éliminatoire ou même en cours de journée dans un verre d'eau avec un peu de jus, si vous avez besoin d'énergie.

RECETTE DU BREUVAGE ÉLIMINATOIRE

- 60 ml de jus de pommes non pasteurisé (jus foncé)
- 2 c. à café de chlorophylle
- 1 c. à soupe de jus d'aloès (ou du gel de graines de lin trempées)
- 1 c. à café ou soupe de psyllium (le mettre en dernier car il gonfle, donc boire immédiatement après)
- 180 ml d'eau

Verser dans un mixeur ou dans un verre le jus de pomme, l'eau, la chlorophylle, le jus d'aloès et le psyllium. Bien mélanger et boire rapidement avant que le psyllium gonfle.

Voici les bienfaits de chaque ingrédient du breuvage éliminatoire :

- **Psyllium :** une composante de fibres (psyllium) permettant de déloger ce qui adhère aux parois de l'intestin ;
- **Chlorophylle :** la chlorophylle est en partie oxygénante ce qui contribue à nettoyer le sang ;
- **Aloe vera :** le jus d'aloe vera est une composante antiacide qui permet d'alcaliniser l'organisme et d'apaiser les organes et muqueuses irrités ;
- **Jus de pomme foncé :** stimule le foie et améliore la digestion ;
- **L'eau :** facilite l'assimilation des ingrédients dans le corps.

Les superaliments

Prenez connaissance de la **liste de suppléments et de superaliments** qui seront utilisés dans les recettes, comme ils sont assez onéreux, allez-y selon votre budget et votre intuition. Vous en choisirez quelques-uns ou tous ceux énumérés ci-dessous. Cette liste est pour vous donner le temps d'acheter ou commander les produits que vous allez utiliser dans les phases de régénération et d'intégration. Ils sont tous optionnels, cependant ils offrent un soutien élevé en termes de nutrition et d'énergie. Le supplément vert, la spiruline, le gynostemma, le reishi, le cordyceps et le chaga, sont un investissement sûr et peuvent remplacer café et autres boissons énergisantes.

Vous trouverez ces aliments dans votre supermarché, marché d'aliments naturels ou sur des boutiques en ligne spécialisées.

Si vous ne trouvez pas quelque chose, vous pouvez toujours compléter avec un aliment aux propriétés similaires (vous pouvez me contacter via mon site Internet, aller voir votre herboriste ou spécialiste en naturopathie du commerce naturel).

« Superaliment » est le surnom populaire donné à certains aliments naturels qui se démarquent en matière nutritionnelle. Même s'il n'existe pas de définition officielle, le superaliment est un aliment contenant une très grande quantité de vitamines, de minéraux, d'antioxydants, de fibres et autres nutriments. Ces aliments sont prônés par les adeptes de santé pour leur riche profil nutritionnel et ont beaucoup gagné en popularité depuis les dix dernières années. Ces aliments vous seront bénéfiques grâce à leurs richesses et à leur apport nutritif exceptionnel pour compléter une alimentation saine.

ALGUES :

- **Mélange d'algues et d'herbes en poudre :** ces produits sont généralement un mélange d'algues bleu-vert, certaines herbes, herbes de blé, herbes germées. Riche en protéines, fer, acides aminés, minéraux, calcium, vitamines, antioxydants, ce mélange est favorable au développement du cerveau, à la régénération des nerfs, à l'augmentation de l'énergie vitale et à l'endurance physique.
- **Spiruline :** superaliment par excellence, riche en protéines, fer, acides aminés, minéraux, calcium, vitamines B, antioxydants, la spiruline permet de fabriquer des globules rouges et de purifier le sang. Elle peut aider à maigrir en complément alimentaire, à booster le système immunitaire et a un grand apport énergétique.
- **Chlorelle :** algue riche en minéraux comme la spiruline, elle aide à éliminer les métaux lourds, nettoie le foie et le sang. Elle améliore l'endurance, stimule la croissance normale des cellules et des tissus, améliore le transit intestinal, diminue les ballonnements, détoxifie, régule les taux de sucres et de lipides.

FRUITS :

- **Baies de goji :** antioxydant puissant et riche en vitamines C, B1, B2, B6 et E, en acides aminés, minéraux, oligoéléments, bêta-carotène. Elles sont reconnues pour stimuler le niveau d'énergie, combattre la fatigue, créer une sensation de bien-être, prolonger la vie, faciliter la perte de poids, renforcer le système immunitaire, réduire la tension artérielle ou encore aider à combattre l'infection urinaire à répétition.
- **Camu Camu :** antioxydant puissant, riche en vitamines C. Excellente source de potassium, de phosphore, de fer et de calcium, des polyphénols, des flavonoïdes jouant un rôle important dans la prévention et le traitement du cancer, entre autre. Tonifiant, renforce le système immunitaire.
- **Noni :** reconnu pour ses effets miraculeux. Il prévient et protège contre le cancer, allège les symptômes de l'arthrite, lutte contre les maladies cardiaques et la dépression, réduit l'hypertension artérielle et le taux de cholestérol, renforce le système immunitaire et nerveux, fortifie la structure cellulaire, aide à contrôler le diabète et à perdre du poids, aide à traiter les addictions (alcool, tabac) ou encore stimule la mémoire.
- **Lucuma :** antioxydant très puissant et possède un index glycémique bas, aide à lutter contre le stress, la dépression et le diabète.

PLANTES :

- **Aloe Vera :** propriétés curatives dermatologiques et digestives. Elle est aussi un anti-inflammatoire, antibactérien et antiviral naturel.
- **Pollen d'abeille :** il contient différents acides aminés, vitamines, minéraux, enzymes et pro-enzymes, excellente source de protéines végétales, il contient

des acides aminés facilement assimilables dans le tube digestif. Propriétés antiseptiques et d'antibiotiques, renforce le système immunitaire, détoxifie le corps, équilibre le métabolisme, fortifiant, son pouvoir probiotique régule parfaitement les fonctions digestives, stimule les muscles efficacement, il améliore la performance des athlètes, lutte contre la fatigue et l'anémie, et est un puissant reminéralisant. C'est un excellent fortifiant pour les enfants, les personnes âgées ou les personnes touchées par le stress.

- **Ashwagandha :** tonique général, il accroît la résistance au stress, régule le système hormonal et régénère le système nerveux et immunitaire, plante adaptogène.
- **Shatavari (pour les femmes) :** régénérateur et tonique du système reproducteur féminin, il régule le système hormonal (SPM, fertilité, libido, lactation, bouffées de chaleur). Il contient aussi des phyto-œstrogènes, qui ont un rôle protecteur au niveau hormonal en prévention de cancers hormono-dépendants comme le cancer du sein.
- **Ortie :** riche en magnésium, en chlorophylle et en fer, plante adaptogène qui redonne de la vitalité.
- **Jus d'herbe de blé :** fontaine de Jouvence, contient de la chlorophylle, de l'oxygène et des protéines.
- **Thé vert et matcha :** stimulant doux et longue durée, antioxydant puissant, agit contre le vieillissement, renforce le système immunitaire.
- **Thé rooibos :** très réputé pour sa concentration en antioxydants et polyphénols, sans théine ou caféine et est faible en tanins. Il permet de stimuler les niveaux de glutathion favorisant la désintoxication du foie et l'élimination des toxines dans le corps, ainsi que de stabiliser les radicaux libres.

RACINES :

- **Ginseng :** très connu comme tonique particulièrement adapté aux personnes âgées, il permet de lutter contre le diabète, le vieillissement, d'améliorer l'énergie, de réduire le stress, de stimuler le système immunitaire et de prévenir des maladies.
- **Maca :** riche en protéines, vitamine C, lipides, calcium, magnésium, antioxydants et acides aminés, il augmente la résistance et la libido, régule le système hormonal et régénère le système nerveux.
- **Curcuma :** anti-inflammatoire, permet la sécrétion de la bile, améliore la digestion, protège le foie, apaise les complications menstruelles et digestives.
- **Gingembre frais :** stimule la digestion, soulage les nausées, favorise la circulation et la sudation.

ÉPICES :

- **Cannelle :** riche en antioxydants et en fibres. Elle prolonge la vitalité, et améliore la circulation sanguine et le transit intestinal. Elle aide à combattre nausées, flatulences et ballonnements. Elle aurait aussi un effet régulateur sur le diabète.
- **Piment de Cayenne :** aide à la stimulation de la digestion et de la circulation, vasodilatatrice. Riche en vitamines A, complexe B, et C, il facilite la digestion et l'élimination.
- **Sel d'Himalaya et sel de mer :** riche en minéraux et oligoéléments. Il participe à l'hydratation, la santé des reins, de la lymphe, et à l'état cardio-vasculaire en général.

CHAMPIGNONS MÉDICINAUX

- **Chaga :** puissant antioxydant, anti-inflammatoire, utile pour traiter les troubles gastro-intestinaux. Renforce le système immunitaire, le système nerveux, agit comme plante adaptogène.
- **Cordyceps :** reconstitue la santé générale du corps ainsi que pour renforcer l'action des glandes rénales et surrénales. Stimulent également le système immunitaire, augmentent l'énergie ainsi que l'oxygène dans les poumons, et aident à diminuer la fatigue.
- **Reishi :** il a la réputation de tonifier le *qi*, ou l'énergie vitale, et de contribuer à assurer une vie longue et saine, et même d'allonger l'espérance de vie. Utilisé pour renforcer le système immunitaire ainsi que comme traitement contre la fatigue, le stress, les maladies du foie, l'hépatite, les allergies, la dépression, et même le cancer. Il permet aussi de réduire le taux de cholestérol et d'abaisser la pression artérielle.

Ces 3 champignons supportent l'énergie, la détoxification, fortifient le système immunitaire, régule la glycémie, amènent clarté mentale, supporte tous les systèmes du corps.

- **Gynostemma :** herbe de l'immortalité, ses bienfaits se rapprochent du ginseng. Augmente la force, supporte la détoxification, le système immunitaire, régule la glycémie, plante adaptogène régénérant le système nerveux.

GRAINES ET NOIX

- **Cacao cru en poudre :** antioxydant, riche en fer et minéraux tels que le magnésium, favorisant la vigilance et la santé du cœur.
- **Chanvre et Chia :** riches en « protéines » (acides aminées) et en oméga-3-6-9 (acides gras). Contribuent à faire baisser le taux de cholestérol, à prévenir les maladies cardiovasculaires, à renforcer le système immunitaire et à préserver les membranes cellulaires du système nerveux.

- **Graines de citrouille :** riches en zinc et en acides aminés, aident à contrôler et éliminer les parasites intestinaux.
- **Graines de sésame :** les graines de sésame sont une excellente source de vitamines B et de minéraux tels le calcium, phosphore, magnésium, fer, zinc, manganèse, cuivre. Aide à la santé des os, à traiter l'anémie, et à l'alcalinisation du corps.
- **Huile de coco :** déloge le mauvais cholestérol et nettoie en profondeur le système digestif. Cette moyenne chaîne de gras se digère en acides gras, acides aminés ou sucre simple selon vos besoins. Il a des propriétés antimicrobiennes et antifongiques qui en font un excellent complément pour la stimulation du système immunitaire.

AUTRES

- **Sirop d'érable :** fontaine de minéraux et de sucre complexe.
- **Miel non pasteurisé :** antibiotique naturel.
- **Vinaigre de cidre de pomme :** nettoyant naturel et anti-inflammatoire puissant. Riche en probiotiques et utilisé pour traiter les troubles digestifs, stimuler la digestion, soulager les crampes musculaires et aussi favoriser une peau saine, il maintient l'équilibre acido-basique du corps, permet aux toxines d'être évacuées par les reins et par la peau, combat les germes, les bactéries et les champignons, retarde le vieillissement prématuré, régularise le métabolisme du calcium. Il soigne les coups de soleil, le pied d'athlète, les démangeaisons, l'infection, l'arthrite, la cristallisation, la calcification.
- **Levure alimentaire :** ingrédient essentiel pour les végétariens et les végétaliens. Elle contient de la vitamine B, des protéines, du glutathion, des acides aminés, des bêta-glucanes ainsi que des antioxydants et des prébiotiques. Ce type de complément alimentaire permet de désintoxiquer le corps, de contrôler la glycémie et de favoriser le système immunitaire et le transit intestinal.
- **Gelée royale :** produit de la ruche, comparable à ceux des plantes adaptogènes. Les personnes déprimées, épuisées, dévitalisées, les neurasthéniques, les perpétuels fatigués, en tirent une euphorie incroyable. Elle contribue à relever le moral des personnes déprimées et anxieuses par une augmentation de la force physique Elle procure une sensation de détente et diminue la tension nerveuse. Elle redonne force, dynamisme et joie de vivre.

Charte des produits de saison

Les produits de saison sont les fruits et les légumes cultivés localement qui sont disponibles en fonction des périodes de récolte et des régions. Adapter ses menus au fil des saisons permet d'intégrer plus d'aliments locaux et de réduire sa consommation de fruits et de légumes importés. Voici un aperçu de la disponibilité de nos aliments selon les saisons.

EN FRANCE[1]

PRODUITS DISPONIBLES AU PRINTEMPS

Ail, artichaut, asperge, aubergine, betterave, blette, carotte, céleri-rave, cerise, champignon, chou, chou de Bruxelles, chou-fleur, citron, concombre, courgette, crosne, endive, épinard, frisée, kiwi, laitue, navet, oignon, orange, pamplemousse, panais, petit pois, poire, poireau, pomme, pomme de terre, radis, salsifi, topinambour.

PRODUITS DISPONIBLES EN ÉTÉ

Abricot, ail, artichaut, asperge, aubergine, baie de goji, betterave, blette, brocoli, brugnon, carotte, cassis, céleri-branche, cerise, champignon, chou blanc, chou romanesco, chou rouge, citron, concombre, courge, courgette, épinard, fenouil, figue, fraise, framboise, frisée, groseille, haricot vert, laitue, melon, mirabelle, myrtille, navet, nectarine, noisette, oignon, pamplemousse, pastèque, pêche, petit pois, poivron, pomme, pomme de terre, poire, prune, pruneau, radis, raisin, rhubarbe, tomate.

PRODUITS DISPONIBLES EN AUTOMNE

Ail, artichaut, aubergine, baie de goji, betterave, blette, brocoli, cardon, carotte, céleri-branche, céleri-rave, champignon, châtaigne, chou, chou blanc, chou de Bruxelles, chou-fleur, chou frisé, chou romanesco, chou rouge, citron, citrouille, clémentine, coing, concombre, courge, courgette, crosne, échalote, endive, épinard, fenouil, figue, framboise, frisée, haricot vert, kaki, kiwi, laitue, mâche, mandarine, melon, mirabelle, mûre, myrtille, navet, noisette, noix, oignon, orange, panais, pastèque, patate douce, pêche, physalis, poireau, poire, poireau, poivron, pomme, pomme de terre, potiron, prune, pruneau, radis, raisin, rutabaga, salsifi, tomate, topinambour.

PRODUITS DISPONIBLES EN HIVER

Ail, betterave, carotte, céleri-branche, céleri-rave, champignon, châtaigne, chou, chou blanc, chou de Bruxelles, chou frisé, chou rouge, citron, clémentine, courge, crosne, échalote, endive, épinard, frisée, kaki, kiwi, mâche, mandarine, navet, oignon, orange, pamplemousse, panais, physalis, poire, poireau, pomme, pomme de terre, potiron, radis, rutabaga, salsifi, topinambour.

---

1 Ces indications proviennent du site Greenpeace : https://www.greenpeace.fr/guetteur/calendrier/

AU QUÉBEC, CANADA

PRODUITS DISPONIBLES TOUTE L'ANNÉE

Carottes, betteraves, champignons, choux, oignons, poireaux, rutabagas, poireaux, pommes et pommes de terre,

PRODUITS DISPONIBLES AU PRINTEMPS

Asperge, betterave, carotte, céleri-rave, champignon, chou rouge, concombre de serre, endive, épinard, fines herbes, fraise, laitues, pomme, pomme de terre, oignon jaune, panais radis, rhubarbe, rutabaga, tomate de serre et topinambour.

PRODUITS DISPONIBLES EN ÉTÉ

Ail, artichaut, aubergine, bette à cardes, betterave, bleuet, brocoli, carotte, céleri, céleri-rave, cerise de terre, champignon, chou chinois, chou de Bruxelles, chou-fleur, choux vert et rouge, concombre, cornichon frais, courge, courgette (zucchini), échalote Française, endive, épinard, fenouil, fines herbes, fraise, framboise, haricots jaune et vert, laitues de toutes sortes, maïs sucré, melon d'eau, mûre, cantaloup, oignon, panais, persil, petits pois, piment fort, poireau, pois mange-tout, poivron, poire, prune, pomme, pomme de terre, rabiole, radis, rhubarbe, rutabaga et tomates.

PRODUITS DISPONIBLES EN AUTOMNE

Ail, aubergine, betterave, brocoli, cerise canneberge, carotte, céleri, céleri-rave, de terre, champignon, chou chinois, chou de Bruxelles, choux vert et rouge, citrouille, courge, échalote française, endive, laitue, hydroponique et de serre, oignon espagnol et jaune, panais, piment fort, poireau, raisin, pomme, poire, pomme de terre, poivron, noir et rouge, rabiole, rutabaga, tomate de champ et de serre et topinambour.

PRODUITS DISPONIBLES EN HIVER

Betterave, carotte, céleri-rave, champignon, chou vert et rouge, courge d'hiver, échalote française, endive, laitue hydroponique et de serre, oignon jaune, panais, poireau, pomme, pomme de terre, rabiole (navet), radis noir, rutabaga, tomate de serre et topinambour.

Il est à noter que ces listes ne sont pas exhaustives et que les disponibilités des produits peuvent varier en fonction des saisons et des régions. De plus, certains aliments mentionnés ci-dessus, comme la tomate et le concombre, peuvent être cultivés en serre, ce qui allonge leur période de disponibilité.

BIBLIOGRAPHIE ET RÉFÉRENCES

Alejandro Junger, *Clean : The Revolutionary Program to Restore the Body's Natural Ability*, Ariane, 2012.

Jacqueline Lagace et Christine Angelard, *Comment j'ai vaincu la douleur et l'inflammation chronique par l'alimentation*, Thierry Souccar, 2013.

Deepak Chopra, *Santé parfaite – Guérir, rajeunir et vivre heureux avec la médecine indienne*, J'ai Lu, 2006.

Swami Saradananda, Jules Selmes, et al., *L'art de la respiration : Apprendre à bien respirer*, Le Courrier du Livre, 2011.

Patanjali et Françoise Mazet, *Yoga-Sutras*, Albin Michel, 1991.

Stephen Frey et Tara Michael, *Hatha-yoga pradîpikã : Un traité de hatha yoga*, Fayard, 1974.

Ron Garner, *La santé consciente : Guide complet de santé et de guérison naturelle*, Ariane, 2008.

Ron Teeguarden, *The Ancient Wisdom of the Chinese Tonic Herbs*, Grand Central Publishing, 2000.

Bernard Jensen, *Dr. Jensen's Guide to Better Bowel Care: A Complete Program for Tissue Cleansing through Bowel Management*, Avery, 1998.

Bernard Jensen, *The Chemistry of Man*, 1983.

Bernard Jensen, *Foods That Heal: A Guide to Understanding and Using the Healing Powers of Natural Foods*, B Jain Publishers, 2002.

Robert Morse, *The Detox Miracle Sourcebook: Raw Foods and Herbs for Complete Cellular Regeneration*, Kalindi Press, 2013.

Dan Buettner, *The Blue Zones, Second Edition: 9 Lessons for Living Longer From the People Who've Lived the Longest*, National Geographic, 2012.

Susan J. Jeffers, *Tremblez mais osez : Qu'est-ce qui vous empêche d'être celui que vous voulez être et de mener la vie dont vous rêvez ?*, Marabout, 2007.

Lissa Rankin, *Mind Over Medicine: Scientific Proof That You Can Heal Yourself*, Hay House UK, 2013.

Harvey and Marilyn Diamond, *Fit for life*, Bantam, 1987.

En ligne

Fondation David Suzuki - https://fr.davidsuzuki.org/

Equiterre - www.equiterre.org

EWG - www.ewg.org

Générations futures - https://www.generations-futures.fr/

Achevé d'imprimer en novembre 2021 - n°95933